KB174741

# "몸, 그것은?

## 손발이 고생해야 몸이 낫는다."

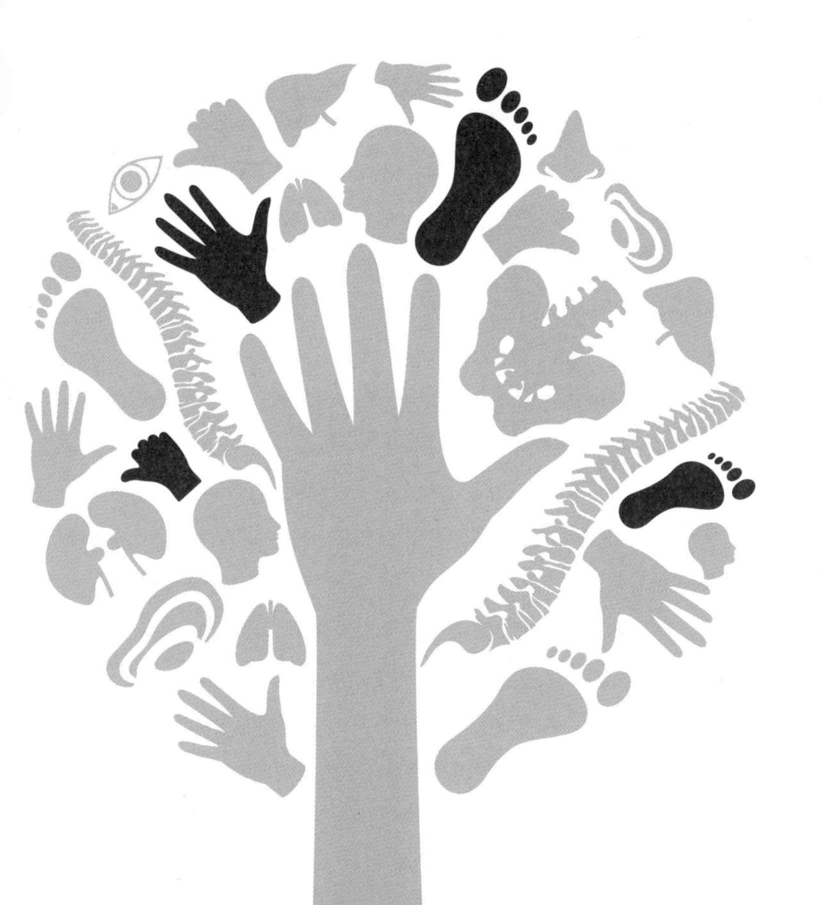

박용남, 배영숙 지음

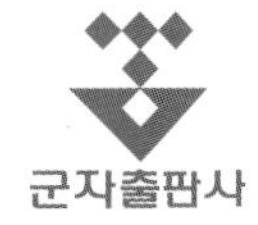

군자출판사

# 몸, 그것은? 에세이

## 손발이 고생해야 몸이 낫는다.

박용남, 배영숙

# 몸, 그것은? 에세이

## 손발이 고생해야 몸이 낫는다.

**첫째판 인쇄** 2014년 7월 21일
**첫째판 발행** 2014년 7월 28일

**지 은 이** 박용남, 배영숙
**발 행 인** 장주연
**출 판 기 획** 석태회
**편집디자인** 한은선
**표지디자인** 김민경
**일 러 스 트** 한송이
**발 행 처** 군자출판사
등록 제 4-139호(1991. 6. 24)
본사 (110-717) 서울특별시 종로구 창경궁로 117 (인의동 112-1)동원회관 BD 6층
전화 (02) 762-9194/5 팩스 (02) 764-0209
홈페이지 | www.koonja.co.kr

© 2014년, 몸, 그것은? 에세이 / 군자출판사
본서는 저자와의 계약에 의해 군자출판사에서 발행합니다.
본서의 내용 일부 혹은 전부를 무단으로 복제하는 것은 법으로 금지되어 있습니다.

파본은 교환하여 드립니다.
검인은 저자와의 합의 하에 생략합니다.

ISBN 978-89-6278-902-7
정가 18,000원

# 저자 약력

## 박용남

강원도 휴내리치료교육센터(cafe.daum.net/Prof.Park) 소장

대원대학교 물리치료학과 겸임교수

## 배영숙

가천대학교 물리치료학과 교수

# 감사의 글

"2008년 여름의 길목에 들어 선 지금"으로 시작 했던 "몸, 그것은? No passive Yes active"에 이어 6년이 지난 후에야 다시금 이 책을 통해 고마운 분들을 회상하고 있다.

인연, 끊임없이 임상적 고민으로 내 자신을 돌아보게 하는 세원정형외과 인기영 원장님, 애린여기의 순수함을 느끼게 해 주셨던 부천한의원 노영범 원장님, 그리고 '사는 대로 생각지 않고 생각대로 사는 것이 좋다.' 하며 훌쩍 해남으로 떠난 김대홍 형님께 그 동안의 소원함을 덜어 내 주시길 바래본다.

스승, '왜, 이제 왔니?' 라는 서운한 마음을 뒤로 하고 그저 고맙다하실 교수님이 계셔 감사한 제자가 인사드립니다. 강녕하시어 내내 가르침을 주시길 소망합니다. 닮아지고 싶지만 그릴 수밖에 없는 구희서 교수님, 어린 제자를 어른으로 대해 주셨던 김순자 교수님, 여린 마음 감추시고 소녀의 미소로 언제나 화답하시는 장수경 교수님, 몸소 교수는 이래야 한다고 쉬이 알아채지 못하는 행간으로써 일깨워 주신 민경옥 교수님, 말을 꺼내기도 전에 이미 저의 마지막 말을 듣고 계신 김순희 교수님께 고개 숙여 감사 드린다.

제자, 가르침은 일방적이지 않다. 가르침을 받았던 고마운 선생님들이 있어 책의 완성을 이룰 수 있었다. 책의 시작과 끝, 그리고 짜증스런 타박에도 언제나 곁에 머물러 준 신도선 선생께 먼저 책을 선물하고 싶다. 글의 수준을 한 단계 높여 준 정재억 선생, 투박한 글을 부드럽게 다듬어 준 경원, 우리, 예원, 인경 선생이 책의 곳곳에 자리 했음을 잊지 않고 있다.

동료, 소소한 담소와 배려로 한껏 힘을 얻을 수 있는 친구와 교수들이 있어 든든하다. 박형식 선생, 고태성 교수, 이상빈 교수, 임재길 교수, 안호정 교수, 김지성 교수와 일상에서 서로 묵혀 가길 소망한다.

가족, 그 아련한 이름을 안고 자식의 내일보다 먼저 '고생한다.' 고 애달픈 마음으로 오늘을 걱정하시는 아버지, 어머니, 장모님께 한 시름 놓을 수 있게 해드려 기쁜 마음뿐이다. 부디, 오래 오래 곁에 머물러 주시길 간절히 소망한다. 무엇보다 내 아내이자, 내 인생의 지팡이가 되어 준 공동저자 배영숙 교수가 지적했던 충고와 수정 그리고 격려가 없었다면 결코 이룰 수 없는 일이었을 것이다. '사랑합니다!' 그리고 당신과 함께 하늘에 닿을 듯 '아버님' 을 불러 봅니다.

끝으로, 당시 미완성의 글을 흔쾌히 출간으로 허락 해 주신 군자 출판사 장주연 사장님과 내내 수없이 많은 수정과 요구를 진지하게 참아주신 석태회 과장님께 진심어린 감사를 드린다.

대표 저자 **박 용 남**

# 서 문

## 1. 걷기

인간은 세상에 태어나 두발로 걷기까지 1년이라는 시간이 걸린다. 누구에게나 그와 같은 정도의 시간에서 두발 걷기는 시작되지만, 그 후 운동력과 목적에 따라 자신만의 걷는 모습을 갖게 된다.

이 방에서 저 방으로 화장실로 그리고 계단을 오르내리며 바쁜 출근 속의 걷기, 무언가에 대한 고민이 섞인 걸음 등은 저마다 틀리고 달리 표현된다. 그렇게 걷기는 걷기를 시작한 이례 자신도 모르게 만들어 지고 반복하여 습관이 되고 나만의 모습으로 굳어져 다른 이들과 구별되는 작은 차이를 낳는다.

때론 이처럼 습관으로 굳어진 작은 차이들이 저마다의 구조적 병을 일으키기도 하고 그 병을 낫게 하는 시작과 끝임을 알지 못한 채 여전히 체념으로 걷기도 한다.

저자는 10여 년 전 지체장애 판정을 받았다. 통증이 있었다면 어디라도 먼저 손을 내밀었을 것이지만, 아무런 징후 없이 그렇게 두 다리는 기능을 잃어갔다. 뒤늦게 찾은 병원들은 한결 같이 원인을 '알 수 없다.' 의 간결한 말뿐이었다.

내가 듣고자 한 것은 또 내가 원하는 것은 이러한 결과에 대한 가벼운 확인이 아니었다. '어떻게 다시 일어서서 걸을까?' 하는 앞으로의 무거운 걱정에 대한 답이었다. 하지만 어느 병원도, 어느 선생님도 나의 바람에 손 내밀어 주지 못했다.

지난 시간을 돌이켜 보면 나 또한 환자의 손을 잡아주지 못했던 것 같다. 물리치료사로서 수많은 질환과 통증으로 고통 받는 환자를 돌보며 지냈다 생각하지만, 그들의 바람에 건조한 말들과 기계적 접촉이 얼마나 많았었는지 반성하게 된다. 정작 병든 두 다리의 환자가 된 물리치료사는 자괴감에 빠졌다.

뜻대로 말을 듣지 않는 두 다리는 모든 일상생활을 바꿔 놓았다. 손은 발이 되고 허리 아래로는 떼어 내 버리고 싶은 귀찮은 짐이 되었다. 할 수 있는 것도 하고 싶은 것도 없었다. 단지 무료한 시간의 반복과 커튼 너머의 세상과 등지는 생각의 연출뿐이었다. 생각이 많아지면서부터 잠도 오지 않았다. 작은 소리에도 뒤척일 정도로 예민해졌다.

카오스(chaos)의 무질서가 내 몸과 마음 구석구석을 낱낱이 점령해 버린 듯 했다. 이 혼란을 벗어 날 방법을 찾으려할수록 고정된 결과와 그로인한 텁텁한 미래에 화가 날뿐이었다. 그렇게 난 나를 찾았던 환자가 되어 누군가의 수동적 치료의 의지만으로 또 지독한 악몽에서 깨어 하루아침에 나을 수 있는 드라마틱한 꿈만을 꾸었다 지웠다 했다. 이미 가졌던 것이 이룰 수 없는 꿈이라는 현실로 날카롭게 스칠 때 마다 더욱 그러했다.

시간이 약이 되었을까? 쇼파를 짚고 벽을 기대 서 있는 것조차 피식 쓰러졌지만, 지팡이와 누군가의 팔을 부여잡아 일어설 수 있었다. 발목, 무릎, 엉덩이 관절들은 각목과 각목을 연결한 듯 어그적 거렸지만, 그런대로 엉성한 걷기는 처음 걸음마를 배우는 아이처럼 더디지만 가능해졌다. 한발 한발 내딛을 때 마다 힘없는 발에서부터 전달되는 충격이 무릎을 걸쳐 고스란히 척추 뼈마디에 부딪치는 명료한 느낌에 겁이 나기도 했다. 하나를 얻고 또 다른 하나를 내주어야한다는 식으로 걷기를 시작하면서부터 없었던 통증이 무릎과 허리를 타고 목까지 이어졌다.

물리치료사로서 경험한 모든 환자들이 내안에 있는 듯 했다. 이들 하나하나와 싸우며 때론 달래기를 시작했다. 무릎이 덜거덕거리고 그 충격이 허리, 어깨, 목으로 전달돼 아파 올 때마다 각기 다른 치료법이 가득 담긴 바구니를 한꺼번에 쏟아 붓듯 어수선하기만 했다. 모양과 크기가 들쭉날쭉 해 한데 모아 논 바구니 속 장난감처럼 쏟아내고 맞춰보고 다시 주워 담고를 반복하는 답답한 시간의 연속이었다. 지금까지 경험하지 못한 새로운 환자에 대한 치료가 무너져가는 느낌이었다. 아니, 새로운 환자는 애초부터 없었을지도 모른다. 뒤죽박죽된 치료와 환자가 없는 치료만의 향연이 난무했던 것이다. 치료사로서 가졌던 모든 것들이 위안이 되질 못했다. 하지만 희망은 있었다. 정리 안 된 몸의 지식과 지혜를 주섬주섬 쌓는데 필요한 충분한 시간이 내겐 있었다. 또한 내안에 있는 나를 평가하고 치료하는 실험은 결과를 기다릴 필요 없이 그저 느끼기만 하면 됐다. 다리에서 몸으로, 몸에서 다리로, 팔에서 몸으로, 몸에서 팔로, 머리에서 몸으로, 몸에서 머리로 그렇게 골치 아픈 환자에 대한 체계적인 치료가 시작되었다.

의욕이 앞서 팔다리와 허리와 목을 공격적으로 움직여 운동할 때면 여지없이 그날 밤은 아픈 몸을 감싸 안고 뒤척여야했다. 또한 올바른 자세란 책에만 존재하는 말처럼 내게는 맞지 않았다. 단 몇 분도 올바른 자세를 취할 수가 없었다. 뒷목의 뻐근함과 함께 몸은 얼린 나무토막처럼 뻣뻣하게 굳어지고 간신히 흘렀을 혈액으로는 답답하고 띵해지는 머리를 진정시키지 못했다. 어설픈 전문가인 나는 '힘들어야 운동이다.' 라는 생각만으로 몸이며, 팔다리를 책에서 그리고 건강프로그램에서 소개된 운동을 비판과 함께 흉내 내며 흔들어댔다. 아무것도 하지 않았던 그전보다는 나았다. 하지만 불안한 걷기와 그것으로 인한 충격들은 여전히 가시지 않았다. 노력에 비하면 턱없이 부족한 결과였다. 이러한 방법으론 예전의 몸으로 돌아갈 수 없다는 의구심이 운동 내내 가시질 않았다. 뒤죽박죽 되어버린 몸이라 했지만, 그것도 규칙이었다. 그래서 규칙을 만들어 보기로 했다. 그리고 태어 난 처음으로 돌아가 저절로 걷기가 이루어진 1년이라는 과정을 몸으로 느끼기로 했다.

규칙은 이랬다. 머리부터 엉덩이까지는 뇌와 심장, 장기들이 있는 부위라 요란한 운동보다는 안정을 그리고 긴 지렛대를 갖고 근육과 힘줄만 즐비한 팔다리는 보다 활동적인 운동을 하는 것으로 정했다. 그리고 걷기는 아이가 세상에 태어나 했던 처음 행동들을 따라 했다. 눈을 고정하고 한쪽으로 체중을 지지하고 구르기, 기기, 앉기, 서기 등을 발달과정에 맞춰 자세가 바뀔 때마다 몸에서 일어나는 움직임들을 하나하나 관찰하며 집중했다. 무엇보다 걸어도 그 충격이 각 관절에 전달되지 않도록 발가락 끝부터 발 전체로 이어지는 걷기방법에 신경을 썼다.

의외로 치료의 호전을 보이는 데는 많은 시간이 걸리지 않았다. 그 동안의 풀리지 않던 퍼즐들이 하나하나 껴 맞춰지는 듯했다. 무엇보다 둔탁한 발의 느낌은 발가락 끝을 타고 발바닥 전체로 흐르면서 새로운 감각을 입력시키는 경험을 하게 했다. 차츰 발에서 깨어나는 감각들은 마치 동심원을 그리듯 발목, 무릎, 엉덩이 관절로 이어지며 덩달아 충격흡수에 대한 요령들이 생기길 시작했다. 이러한 과정은 반복될수록 더욱 강력해

졌고 내 자신만의 운동법으로 완성돼 가고 있었다.

제멋대로였던 관절들은 조금씩 내 생각에 따라 움직이기 시작했다. 짐짝 던지듯 옮겼던 한발 한발은 이제 딛는 소리조차 귀 기우리지 않으면 들리지 않을 정도로 가벼워졌다. 잭나이프처럼 순간적으로 맞춰지듯 펴고 구부려졌던 무릎과 마치 허리 굽은 노인네처럼 몸통과 다리를 잇고 있는 뒤로 빠진 엉덩이는 유연하게 앞으로 밀려 펴지고 그 상태를 유지할 수 있었다. 덩달아 허리와 목의 통증도 차츰 사라져갔다. 걷는 시간도 조금씩 늘어났다. 걷는 재미도 컸다. 이렇게 걷다보면 옅은 안개가 대지를 감싸듯 '이 얼마나 자연스러운가!' 하는 생각이 몸을 휘감아 돌았다. 한걸음 한걸음이 꽃으로 날아드는 나비의 펄럭임처럼 가벼워졌다. 이미 상식으로 소개된 올바른 걷기운동에 대한 지적들은 이 같은 자연스러움에 군더더기와 같다는 생각이 든다. 머리와 시선이, 팔 흔들기가, 발의 모양이 어떠해야 한다는 말은 이제 거추장스런 규칙이 되어버렸다. 지금 나는 이 모든 걷기에 대한 규칙들을 버렸다. 흙과 바람, 강, 산이라는 자연 속을 걷고 있지만 그것들과 경계나 구분 없이 내가 걷는 듯, 자연이 걷는 듯 녹아들었다. 걸음에서 시작된 절망은 이제 모든 것들에 대한 감동(touch)이라는 끝을 향해 조금씩 걷고 있다.

물리치료사로 시작하여 걷지 못하는 환자가 되었고 다시 걷고 치료하는 사람으로 또 물리치료사를 꿈꾸는 이들과 함께하는 교수(教授, 가르침을 주다.)로 돌아온 나는 이 같은 회환의 기쁨을 이제 환자와 건강에 대한 관심을 가지고 있는 일반인들과 나누고자 한다. 과거 치료가 얼마나 단편적이고 제한적이었던가? 전문성 때문일까? 보통의 사람들은 따지지도 묻지도 못하고 그저 의학이라는 전문적 오류와 한계에도 고분고분해야만 했다. 치료사와 환자 모두를 경험한 나로서는 가슴 한켠에 부끄러움을 잊지 못하는 이유다. 아픔으로 고통 받는 수많은 사람들을 치료했다는 자만심 또는 낫지 않은 이유를 단지 환자자신에게만 있는 것처럼 욱박질렀던 지난날들을 반성한다.

규칙과 운동을 경험으로 정하기까지 그리고 지금 그러한 규칙을 버리기까지 나를 뒤흔들어 논 의학적 고집과 실수를 털어 놓고자 한다.

사실, 내가 경험한 규칙과 운동이라 했지만, 이것은 이미 몸이라는 자연이 갖고 있는 치유의 능력이었음을 뒤늦게 몸으로 배운 치료사로서 밝히는 참회록이 될 것이다.

## 2. 들어가는 글

"머리가 나쁘면 손발이 고생한다."라는 말이 있다.

실제로 머리만 잘 굴려도 편안한 삶이 보장되는 시대에 살고 있다. 굳이 편안한 삶이 아니어도 머리를 쓰지 않으면 안 되는 세상이다. 그래서 지금의 머리는 여느 때보다 훨씬 많은 부하를 받고 있는 게 사실이다. 사람들은 더 많은 생각을 위하여 오랫동안 책상에 앉아 있어야 하고 그렇게 얻은 성공으로 잘 갖춰진 스파와 휘트니스 센터에서 몸 꾸미기를 꿈꾸고 있다. 하지만 이 같은 성공을 위해 건강을 뒤로 미뤄 둘 수는 없는 일이다.

우리가 꿈꾸는 성공도 건강 속에서나 가능한 일이다. '칸막이 사이로 고무 타는 냄새를 풍기며 쉴 새 없이 머리를 굴리고 있다. 한 여름 꽉 막힌 도로 한 복판에서 아스팔트의 열기로 갇힌 것처럼 머리는 숨 막히고 답답하다.' 이런 과부하에 걸린 머리는 열 받은 기계처럼 각종 정보를 처리하는데 어려움이 생기기 마련이다. 손쉬웠던 일도 더디게 하고 심한 감정변화로 짜증스런 일상생활에 지치게 한다. 우리는 이 같은 과정을 되풀이하며 보다 나은 삶을 동경하지만 하루 종일 틀어 논 선풍기의 텁텁한 바람으론 머리를 시원하게 하지 못한다.

복잡하고 어려운 일일수록 머리는 차게 해야 한다. 더 이상 선풍기의 역할을 못한다면 코드를 빼 식히고 난 뒤 다시 선풍기를 작동시키듯 과부하에 걸린 머리는 식혀야 한다. 우리들의 생각이라는 것이 전기선 코드처럼 쉽게 끊고 연결할 수 있는 일은 아니지만 말이다.

선인들은 이에 걸 맞는 방법으로 두한족열(頭寒足熱)을 말하고 있다. '머리는 차게 하고 발은 따듯하게 하라.'는 말은 열이 많은 머리를 경계했고 상대적으로 차가워진 발을 염려하여 비롯된 말이다. 사용하는 곳에서 열은 나기 마련이다. 골똘한 머리는 열로 가득하다. 전신으로 퍼져나가야 하는 에너지를 낚아채 듯 머리가 독식하고 있다. 그래서 머리에서 가장 먼 발은 근근이 차게 떨고 있다. 끊임없이 굴리는 머리에게 에너지를 다 내주어 차가워지는 것이 발이다. 선인들은 이를 바로 잡는 것이 건강이라 여겼고 오늘날 우리는 이를 있는 그대로 해석하여 반신욕을 유행처럼 번지게 했다. 반신욕이 아니어도 알겠지만, 열은 자연스럽게 위로 상승한다. 반신욕을 통해 머리를 열이 발산하는 통로쯤으로 두한족열의 의미를 찾는 것은 겉치레식 지식이 아닐 수 없다. 또 그렇다고 하여 머리를 쉬게 하는 일이 '생각하지 않기!' 라는 단순한 답을 내리지는 못한다. 나와 세상을 잇게 하고 소통시키는 머리는 언제고 어디서건 쉼 없이 깨어있어야 한다.

그렇다면 어떻게 뜨거워진 머리를 식힐까?, 차가워진 다리에 어떻게 열을 내게 할까? 쉽지 않은 일이지만, 머리부터 발끝까지 하나의 기능적 단위로 생각해 볼 때 그 답은 오히려 간단하다. 머리의 복잡성에 비하면 지극히 단순하고 기계적인 발을 쓰는 것이다. 다리를 쓰는 것이다. 사용한 후 발생하는 것이 열이라면, 두 다리로 물리적 공간들을 헤쳐 나가는 것이야 말로 머리를 쉬게 하고 발을 움직여 따듯하게 하는 일은 아닐까!

몸에서 몇 g밖에 되지 않는 즉, 체중의 2% 정도를 차지하는 것이 뇌다. 빼곡하게 주름져 가는 뇌(대뇌피질의 골처럼 생긴 주름은 뇌가 발달하면 할수록 주름은 많아지고 골은 깊어진다.)를 혹사시키는 일을 멈추고 길죽한 두 다리를 부산하게 '움직이라고' 하는 것은 아닐까!

"머리가 나쁘면 손발이 고생한다."라는 말은 건강을 위해 몸에게는 어울리지 않는 말이다. 바꾸어, "손발이 고생해야 몸이 낫는다."라는 말로 머리의 생각이 아닌 몸의 행위로서 건강을 이해할 때가 되었다.

이것은 몸이라는 구조와 기능을 이해하는데 비롯된 결론이다. 자연스럽고 건강한 몸을 갖는 다는 것은 각각의 위치에서 제 기능을 최대한 발휘할 때이다. "악, 꼼작할 수가 없어!" 삐끗한 목과 허리를 부여잡고 누군가의 도움을 받지 않으면 안 될 정도의 극심한 통증을 느낄 때, 머리는 그와 같은 경험을 두 번 다시 원하지 않을 뿐이다. 목과 허리는 통 깁스를 한 것처럼 움직임을 고정해야 한다. 자칫 잘못하면 극심한 통증은 온 전신을 타고 머리끝까지 전달된 공포가 되어 진정될 때까지 몸은 얼음이 된다. 한손은 아픈 허리에, 또 다른 한 손은 잔득 긴장한 채 잡을 수 있는 무언가를 부여잡고 조심스럽게 다리로 이동한다. 갑자기 뻣뻣하고 무거워진 몸에 다리는 평상시보다 묵직한 힘을 내야 한다. 일상에서 아무렇지도 않았던 행위가 처음 하는 동작처럼 어색해진다. 움직임 과정 하나하나를 놓치면 안 돼는 고도의 집중을 이 때 하게 된다.

자연스럽고 건강한 몸은 이 같은 동작을 통증이 있기 전부터 원했을 것이다. 건축가이며 의사인 브레드보오그는 자연을, 몸을 다음과 같이 설명하고 있다. "자연은 최고의 설계를 했다. 자연의 모든 설계는 목적을 가지고 있으며 어떤 임무를 수행하기 위한 가장 효율적인 방법이다. 우리는 자연이 일하는 방법을 공부해야 하고 독단적이며 꼴사납게 우리 자체의 것을 만들어 내기 보다는 그것을 흉내 내도록 노력해야 한다. 우리는 자연의 설계를 발전시킬 수 없다. 우리에겐 단지 그것에 대한 이해만이 필요할 뿐이다."

그래서 일반적인 행동들을 지적한다. 몸이라는 자연의 피상적 설계에 따라 가슴을 활짝 펴라고 한다. 무거운 물건을 들 때는 그 물건에 가까이 다가가 무릎을 구부려 천천히 들어 올리라고 하지만 아프기 전에는 귓등으로도 듣질 않는다. 그도 그럴 것이 허리가 아파 본 경험자 역시 통증이 사라지면 언제 그랬냐는 듯 예전의 습관대로 돌아가니, 아직 성한 우리네들의 몸에게 바른 자세란, 올바른 물건을 드는 자세란 그때그때마다의 찜찜한 뒤끝일 뿐이다.

통증의 어원이 '벌(punishment)' 인 것처럼, 잘못된 자세의 응징으로 극심한 통증을 느낄 때가 아니면 바른 자세란 먼 남의 이야기다.

자연의 본질적 설계는 이렇다. 머리에서 엉덩이까지 이어지는 원통형 구조인 몸통을 구부리는 것은 독단적이고 꼴사납게 새로운 것을 만드는 일과 다르지 않다. 머리는 원하기만 하면 된다. 그것이 머리가 있는 이유이며 일하는 방식이다. 몸통은 그 머리를 떠받치며 필요한 에너지를 공급한다. 굵고 짧고 휘어져 볼품없어 보이는 다리의 위대한 쓰임은 부단한 움직임이다.

하지만 게으른 두 다리 때문에 목과 허리는 어쩔 수 없이 떠밀리듯 움직인다. 목과 허리를 구부렸던 것은 자연의 설계에 어긋나는 것이었다. 독단적이며 꼴사납게 우리 자체의 것을 만들어 낸 것에 대한 벌 또한 피할 수 없는 일이 되었다.

우리가 생각할 때 몸의 설계가 완벽하든, 그렇지 않든 간에 몸은 그 나름의 위치와 목적에 따라 활동하고 있다. 그러나 몸의 설계목적을 잃고 몸에 대한 왜곡된 이해가 지금의 건강을 흔들어 놓고 있을지도 모를 일이다. 머리와 척추, 몸통, 그리고 팔다리의 설계를 바탕으로 몸이라는 자연에 대한 이해만이 지금 필요할 때이다.

이러한 과정을 쫓다보면, 사람이라는 자연에서 몸과 마음을 보게 된다. "나무에 등을 통통 치는 이유는 무엇일까?", "TV를 보면서 운동하는 것이 정말이지 운동일까?", "올바른 자세란 존재할까?", "측만증이 있는데 어떻게 해야 하나?", "어깨의 높이는 똑 같아야 하는가?", "배가 나와 윗몸일으키기를 하는데 허리는 왜 아플까?", "뱃살은 옆구리가 먼저일까 아니면 앞배가 먼저 나올까?" 등의 수많은 의문점들에 대한 해답도 몸이라는 설계목적을 이해한다면, 자연스럽게 해결될 것이다. 끝으로 이 책을 덮게 될 때 "손발이 고생해야 몸이 낫는다."라는 의미에 동의하게 될 것이다.

이제,

몸이라는 자연에 대한 이해하기와 흉내내기를 시작해 보자.

# 목 차

목 차

# 제 1 장 이해하기

# 1 몸, 그 움직임

## 1 코뼈의 움직임

알몸에 덧대어지는 것들이 많을수록 거추장스럽고 불편함도 많아지기 마련이다. 안경을 쓰는 일 또한 그 중 하나이다. 특히, 운동이나 일을 할 때면 땀을 타고 미끄러지는 안경을 그때마다 밀쳐 제자리에 올려놓아 보지만 자꾸 미끄러지는 안경을 올리는 일은 여간 귀찮고 짜증스러운 일이 아닐 수 없다. 가끔은 땀이 아니더라도 느슨한 안경다리 때문에 콧잔등 중간쯤 걸쳐진 안경은 휴지로 콧구멍을 막은 것 마냥 답답해 자꾸 위로 밀쳐 올리게 된다.

사실 얼굴의 정중앙에 우뚝 솟아 있는 코는 안경의 무게쯤은 거뜬하게 견딜 수 있다. 그러나 콧마루에 반쯤 걸쳐 흘러내린 안경은 왜 그렇게도 답답하기만 한 것인지?

1970년 이전까지 서양 해부학에서는 사람의 두개골이 몇 개의 뼈로 이루어진 하나의 관절이긴 하지만 움직이지 않는 섬유성 연골[1]이라 가르쳐 왔다. 그러나 1970년대 후반에 들어서면서 아무리 견고해 보이는 두개골 일지라도 두 뼈가 만나 이루어진 하나의 관절이라면, 우리가 느끼기 어려울 정도의 작은 움직임이지만 움직임인다고 밝히고 있다.

여러 개의 손바닥만 한 나뭇잎 모양의 뼈 즉, 잎 엽(葉)으로 이름 붙여진 둥근 모양의 단단한 뼈가 모여서 조각조각 연결된 것이 두개골이다. 엽들이 하나하나 이어진 부위를 전문용어로 봉합(suture)이라고 하는데, 이 봉합에 미세하게나마 움직임이 있다는 것이다. 다시 말해서 아령을 들고 팔꿈치를 구부리고 펴는 운동과 앉았다 일어서는 무릎관절의 움직임처럼 큰 움직임은 아니지만, 두개골을 이루는 뼈와 그것으로 연결된 봉합에서도 어느 정도의 움직임이 있다는 것이다.

코뼈(nasal bone)도 두개골의 한 부분으로써 이러한 봉합으로 이뤄져 있다. 하지만, 이와 같은 작은 움직임일지라도 어떠한 이유에서 그 움직임이 제한 받게 된다면, 분명 몸에서는 불쾌한 신호를 보내오기 시작할 것이다. 콧잔등에 흘러내려 온 안경이 불편했던 것은 간혹 너무 무거워서 그런 경우도 있을 수는 있지만, 결코 안경이 무거워서라거나 뿌옇게 된 시야 때문이 아니다. 안경이 콧잔등으로 미끄러져 내려오는 것이 매번 불편했던 이유는 코를 이루는 뼈들 사이의 미세한 움직임을 막았기 때문이다. 마치 안경이 콧마루가 벌어지지 못하도록 집게로 집은 격이다.

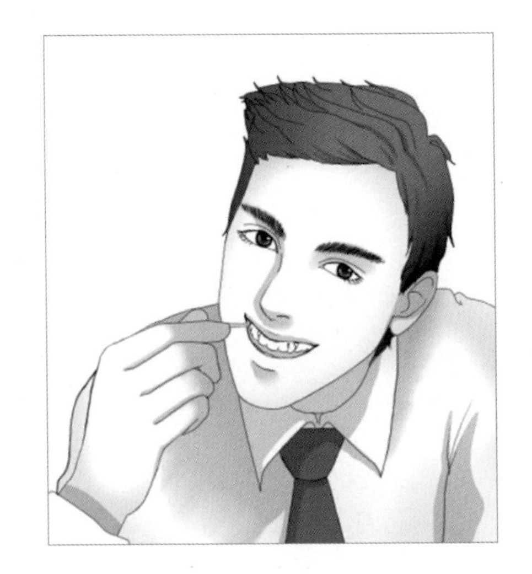

우리가 볼 수도 느낄 수도 없을 만큼의 작

1) 섬유성 연결 - 두 뼈의 끝은 얇은 섬유성조직으로 연결되어 있으며, 움직임은 거의 일어나지 않음.

■

은 움직임이지만 그래도 자기들의 입장에선 최선을 다하여 쉼 없이 움직이고 있었던 것이다.

가끔 아주 작은 음식물 하나가 하다못해 방울토마토 껍질이라도 이빨 사이에 껴서 여간 불편했던 일(이와 이 사이에 움직임을 토마토 껍질이 막은 것이다.)을 생각해보면, 콧잔등을 누르고 있던 안경은 대단한 답답함이 아닐 수 없다.

움직임이 없을 것 같은 인체의 부위라도 나름의 움직임으로 살아 있음을 보여주고 있다. 다만 우리가 그것을 움직임으로 눈치 채지 못했을 뿐이다.

## 2

# 나무에 등을 왜 칠까?

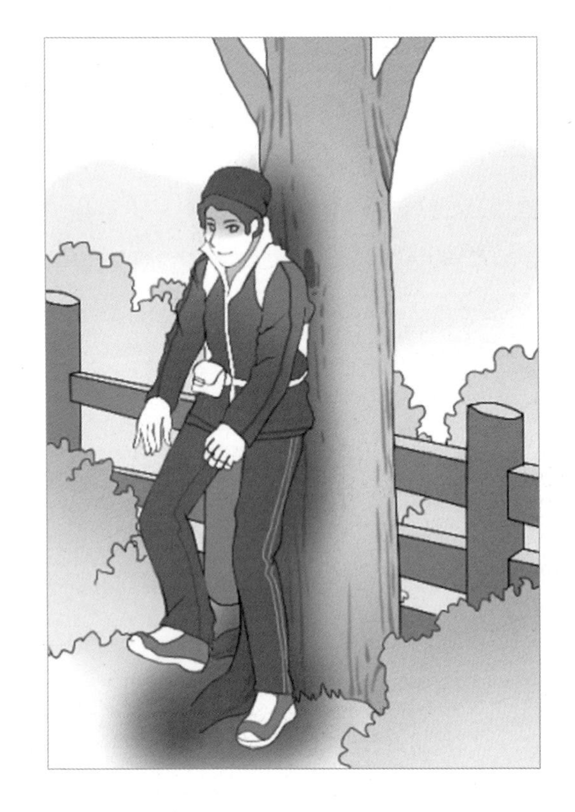

새벽, 산 아래 약수터를 가보면 여기 저기 요란한 소리가 여명과 함께 퍼져 나간다. 모두들 자기 나름대로의 운동법으로 다른 모습, 다른 소리를 내며 운동을 한다. 그 중에서도 나이가 지긋하신 분들은 젊은 사람들에게서는 볼 수 없는 특별한 운동법이 있는 듯하다. 나무에 등을 '퉁, 퉁' 치며, '으, 으' 울림으로 소리를 내곤 한다.

'뭐 하는 거야?', '아프지 않을까?', '몸에 도움이나 되겠어?' 하며 그저 젊은 사람들은 힐끔 쳐다볼 뿐이다. 그러나 어르신들은 남들의 눈 따윈 관심 없다는 듯 연실 나무 하나씩을 꽤 차고 등을 '퉁퉁' 쳐댄다.

왜, 무엇 때문에 저러는 걸까?
몸에 나쁘지는 않을까? 궁금하다.

등은 가슴의 흉골과 늑골, 그리고 늑골이 뒤쪽 척추 뼈까지 연결되어 형성된 둥근 원통형 모양의 흉곽 뒷부분을 가리킨다. 옆면(측면)에서 흉골과 늑골을 제외하고 본다면 벽돌이 아름다운 곡선 모양을 그리며 층층이 쌓아 올라간 모습을 볼 수 있는데, 이것을 척추의 만곡이라고 부른다. 목과 허리는 앞으로 곡선을 그리며, 두개골과 흉추인 등, 그리고 엉덩이부위는 뒤쪽에 머물러 둥근 모양을 하고 있다. 겹겹이 쌓은 벽돌 모양의 뼈들의 연결을 척주라 하고 그 척주 중 관심을 끄는 부위는 목과 허리다. 당연하게도 목과 허리는 가장 흔하게 통증을 호소하는 부위 중 하나이며, 한번쯤은 불편함을 경험했을 만큼 익숙한 곳이기도 하다. 그래서인지 대부분의 치료들도 목과 허리에 치우쳐 있다.

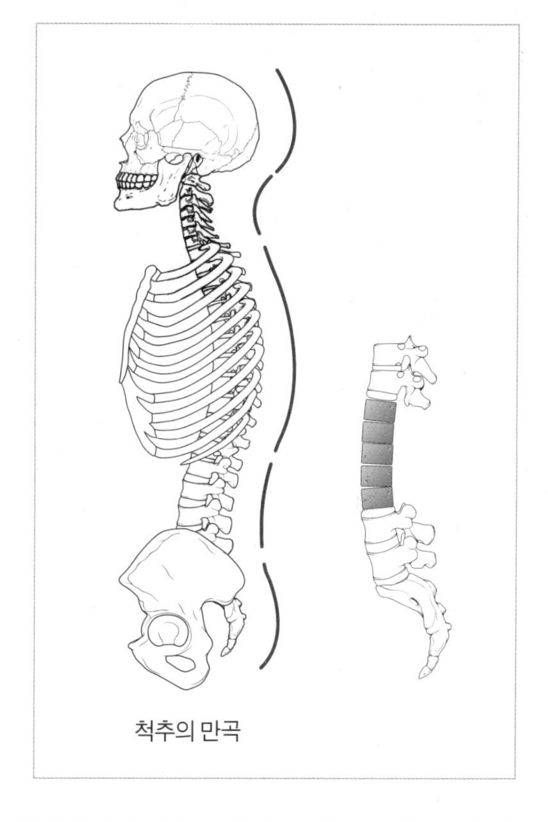
척추의 만곡

아이러니하지만 등은 가장 많은 척추 뼈를 가지고 있어 척추의 문제를 일으킬 것 같지만, 의외로 문제가 되는 척추는 목과 허리에서만 빈번하게 일어난다. 왜 등은 목과 허리에 비하여 통증이나 불편함을 덜 느끼는 것일까? 혹 불편하다면 '뻐근' 하다는 정도일 뿐, 목과 허리의 그것에 비하면 별거 아닌게 등이다.

목과 허리의 중간에 위치한 등은 왜 아프지 않을까? 이유는 간단하다. 등은 흉골과 늑골이라는 부위로 연결된 둥근 모양의 구조로써 두개골만큼은 아니지만 견고함을 가지고 있기 때문이다. 이웃한 목과 허리가 고집스럽게 움직일수록 그 사이에 있는 등은 작은 움직임조차 허락되지 않고 꽁꽁 묶여 있어야 한다. 등은 뻐근하다는 아우성마저 들리지 않을 정도로 답답해 한다. 누구라도 그러한 등을 두드려 움직여 주었으면 좋겠다고 생각한다.

또한 등은 우리의 관심밖에 있다. 앞에서 벌어지는 상황을 볼 수도 있고 손 가까이 있

■

는 얼굴과 가슴, 배는 그 위험을 손으로 감싸 보호하거나 피할 수도 있게 하지만, 손이 닿을 수 없고 관심 밖의 뒤에 머물러 있는 등은 가엾을 정도다. 넓어서 더욱 황량한 등은 언제나 그랬듯 스스로 위험에 노출된 채 견고히 홀로서기를 하고 있다.

등을 나무에 '퉁퉁' 치는 이유는 갇혀있었던 것에 조금이라도 움직임을 주고, 그리고 무관심에 대한 위로가 될 수 있을 것이다.

목과 허리의 문제는 등에서 답을 찾을 수 있다. 너무 많이 움직이는 목과 허리, 그에 비해 움직임이 점점 줄어들 수밖에 없는 등. 그 등에 움직임을 찾게 하는 일이다.

3

## 등의 두 얼굴

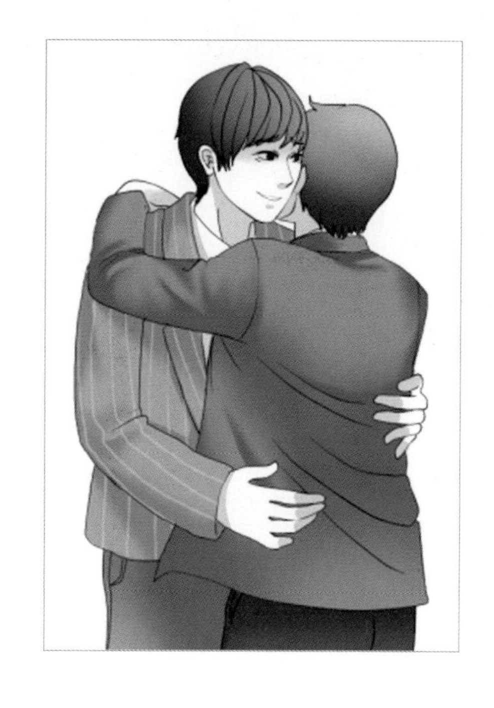

"등은 우리 몸에서 넓은 평원과 같은 곳이다. 푸른 하늘과 말이 내달릴 수 있는 아득한 초원뿐, 어디에도 방위를 위한 전략적 요지는 보이지 않는다. 그러므로 타인의 등을 토닥여주는 행위는 공격적이거나 성적인 의미 없이 친숙함을 전하는 방법이라고 할 수 있다. 중국인들은 등을 두들겨 포근한 마음을 전하는 일을 '부배(拊背)' 라고 하였다. 부배는 토닥임이다. 그러나 이 토닥임을 넘어서 손에 힘이 더해지거나 손바닥이 몽둥이로 바뀐다면 상황은 달라진다." 샤오춘레이가 쓴 '문화사전 몸' 중 '등' 에 대한 이야기다.

등짝한번 맞아 보지 않은 사람은 없을 것이다. 앞쪽이나 안쪽보다는 거칠고 두툼한 근육이 등을 덮고 있는데도 그 찰싹 때리는 손바닥만 생각해도 삐죽 신경이 곤두설 지경으로 덩치와 맞지 않게 예민한 게 등이다.

이와 대조적으로, 우는 아이의 등을 토닥토닥 어루만져 준다면 울음은 잦아들고 이내 스르륵 잠이 들 정도로 편안해하는 곳이 등이기도 하다. 또 뉴스나 영화에서 흔히 볼 수 있는 장면 중에서도 등은 진정의 부위가 되는 것을 쉽게 상상할 수 있다. 건물이 붕괴되거나 불이 나 아수라장이 된 곳에서 구조되어 나오는 사람들에게 한결같이 담요를 덮어준다. 더군다나 더운 여름이나 뜨거운 불구덩이에서 구조된 사람들에게 담요를 덮어준다. 어디에다 덮어줄까? 바로 등이다.

등은 도대체 무엇 이길래? 정신을 바짝 차리게도 하고 아기의 울음을, 공포스런 흥분을 진정시키는 걸까? 흥분과 진정이라는 극과 극은 무엇일까?

■

등에는 자율신경[2] 중 교감신경이라는 것이 분포해 있다. 자율신경은 의지와 관계없이 내장, 혈관, 분비선(腺) 등의 기능을 말 그대로 자동적으로 조절하는 신경계이다. 교감신경(交感神經)과 부교감 신경(副交感神經)으로 나눠지며, 서로 길항적(拮抗的)으로 작용하면서 평형을 유지하고 있어야 건강한 상태라 말할 수 있다. 특히, 등에 위치한 교감신경은 주로 홍분과 각성 그리고 활력 등을 담당한다. 화를 참지 못하거나 쉽게 짜증이 난다면, 이 교감신경이 홍분되었다는 것을 의심할 수 있다. 이 때 등을 토닥이는 것은 교감신경의 홍분을 진정시키는 것과 같다. 그렇다고 하여 교감신경이 언제나 억압되어야 할 부분이거나 약화돼야 한다는 말은 아니다. 생동감 있는 모든 행위는 교감신경이 작용할 때 가능한 일이다. '이래도 홍!, 저래도 홍!' 처럼 무료하거나 우울하여 쳐져 있을 때 등짝 한 대면 정신이 번쩍 들게도 한다. 이렇듯 교감신경을 강하게 자극하여 활력을 찾게 하는 경우에도 등은 요긴한 부위가 된다.

'덩치만 컸지!' 하는 소릴 들을 만큼 철없는 등엔 살아있고자 하는 공격적 본능이 숨어 있다. 그래서 등은 하나의 본능에서 서로 다른 극단적인 얼굴을 보이는 것이다. 가면 속에 숨어 언제든 뛰쳐나올 성난 짐승과 아이의 하품이 함께 머물러 있는 곳이 등이다.

이 두 얼굴 중, 우리를 병들게 하는 것은 걷잡을 수 없이 성난 짐승과 같은 등이다. 나무에 뻣뻣한 등을 통통 쳐 척추 뼈를 움직이라고 하는 것과 달리, 이때는 부배를 해야 한다. 부배는 어루만질 부와 등 배를 써 '등을 어루만지다' 라는 뜻이다.

무방비 상태의 넓은 등은 손바닥이 몽둥이가 될 때를 대비하여 항상 긴장 속에 있다. 아이의 하품처럼 지친 경계를 푸는 방법으로 토닥이고 어루만지는 것을 등은 간절히 원하고 있다.

2) 사실, '자율' 신경계는 '자치' 를 뜻하는 말이 아니다. 그 기능들은 수의적(의식적)과 불수의적(자율적, 무의식적)인 움직임의 자극과 영향을 통합한 것이다. 그러나 상당부분 우리가 생각하는 모든 수의적 움직임들의 대부분은 불수의적이고 의식의 밖에 놓여있다.

4

## 등에도 디스크는 있다.

몸에서 일어나는 모든 일에는 원인과 결과가 있게 마련이다. 또 결과에 대한 답은 원인을 제거하거나 문제를 일으킨 원인과 반대되는 상황을 살펴보는데 있을 것이다. 목부터 시작해 팔까지 저리고 허리가 아파 걷기조차 힘들 때 병원은 결과에만 치중하는 듯하다. '구부려 보세요. 돌려 보세요. 만진 곳의 감각은 어떻죠?', '네. 검사 좀 해보고 얘기합시다.' X-ray, CT 등 얇은 플라스틱 몇 장을 밝은 형광등에 비춰본다. '심하진 않지만, 경추 4, 5번이 디스크네요.', '요추 5번, 천추 1번 사이에 디스크가 터져 수술을 해야겠습니다.' 한다. 병원에 들어서는 순간 겪게 되는 일련의 과정이다.

이러한 진단으로 치료나 수술이 이뤄지지만, 모든 아픈 사람에게 다 똑같은 결과를 주지 못한다. 치료든, 수술이든 잘 되어 무리 없이 일상생활을 할 수도 있겠지만, 그렇지 못한 경우도 많다. 여기저기 용하다는 곳을 기웃하며 전전긍긍하는 아픈 사람들도 적지 않다.

전체 33개의 척추 뼈 중 경추 1번과 2번, 천추와 미추 사이를 제외하고, 그 나머지의 모든 척추 뼈 사이에는 '디스크' 라는 판이 있다. 목과 허리뿐만 아니라 가장 긴 12개의 등뼈사이에도 디스크는 존재한다. 디스크는 각 척추 뼈 사이의 간격유지 및 충격을 흡수하는 역할을 한다. 흔히 쓰이는 디스크라는 말은 구조물의 이름을 지칭하는 말이지만, 디스크와 관련된 모든 손상을 디스크라고 말하기도 한다.

그런데 문제가 있거나 디스크라 진단 내려지는 곳은 목과 허리에만 국한된 말처럼 들린다. 그것도 목과 허리 척추 뼈 중 자주 발생하는 부위가 따로 있다. 즉, 목의 7개 척추 뼈 중에서는 4~6번 사이, 허리에서는 5개의 척추 중 4, 5번 사이 그리고 허리 뼈 5번과 천추 뼈 1번 사이가 가장 흔한 디스크 문제를 일으킨다. 이와 같은 현상은 수많은 경험과 의학적 근거를 통한 일반적 진실이다.

하지만 한 가지 의문점이 생긴다. 왜 목과 허리에만 병원을 찾게 하는 디스크손상이 존재하는가이다. 이상하지 않은가? 수많은 디스크 중 유독 목과 허리의 디스크이며, 그 중에서도 특정부위에서만 문제가 발생하는지 의문스럽다. 사실, 목과 허리의 디스크 문제에 대한 설명과 치료법들은 무수히 많다. 하지만, 그 밖의 다수를 차지하고 있는 척추의 디스크에 대한 이해는 빈약하기 짝이 없다. 디스크를 일으키지 않는 부위에 대한 관심이 오히려 디스크를 치료하는 실마리가 될지도 모른다.

디스크는 결과이지 원인이 아니다. 왜 그 부위에서, 어떤 이유로 삐져나왔는지를 찾는 것이 목과 허리 디스크를 예방하고 치료할 수 있는 원인에 대한 출발점이 될 수 있다.

바꾸어 생각해, '등, 너는 왜 디스크질환이 없는 거지?' , '가장 많은 디스크를 가지고 있지만 왜 등에 있는 디스크는 안전한 걸까?' 를 고민한다면 다수의 디스크로 고통 받고 있는 환자들에게 희망과 치유를 안겨줄 수 있을 것이다. 이와 같은 궁금증은 우연히 도서관 책속에 접혀있는 곳을 펼쳐보는 기대에 찬 희망은 분명 아닐 것이다.

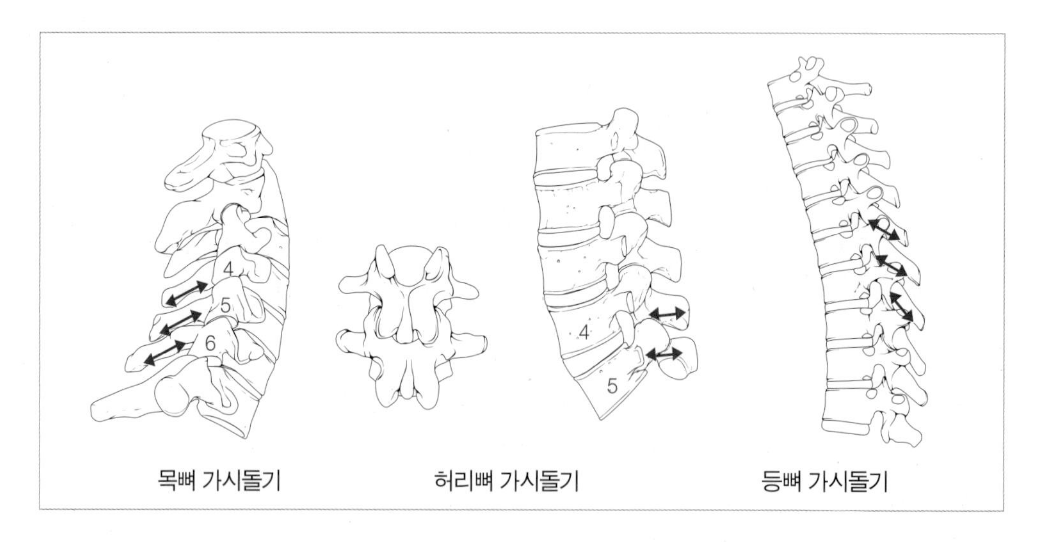

목뼈 가시돌기 허리뼈 가시돌기 등뼈 가시돌기

간단한 예로, 그림에서 볼 수 있듯 목과 허리뼈의 가시돌기[3]는 수평의 상태로 고정보다는 움직임을 허용하고 있다. 그에 비해 흉추 뼈의 가시돌기는 이어지는 다음 뼈의 몸통까지 내려 와 뒤를 탄탄히 받치고 있다. 더불어 늑골이 척추 뼈 하나하나와 이어져 흉

3) 가시돌기 - 가시처럼 생긴 척추뼈 몸통의 돌기 중 하나로서 척추뼈 몸통 뒷부분에 뻗어있다. 쉽게 촉지가 가능하다. 고개를 숙였을 때 목 뒤에서 만져지는 돌기는 일곱 번째 목뼈의 가시돌기이다.

■

곽을 이루고 있기 때문에 흉추(등뼈)는 더할 나위 없이 안전하다.

목과 허리문제의 반대되는 상황은 견고하고 안전하다는 것이다. 목과 허리 통증에 대한 답은 '등' 에 있다. 디스크 질환으로부터 예외가 되는 유일한 부위는 '등' 이다. '등' 의 구조를 이해해 목과 허리를 견고하고 안전하게 '등' 처럼 만들 수 있다면, 이 세상의 디스크질환은 사라질지도 모를 일이다.

디스크질환의 원인은 구조적으로 불안정하고 움직임이 많아서 발생하는 질환이다. 이에 '등'과 같은 구조를 갖고 있지 않다면, 목과 허리는 견고한 움직임이나 자세로써 안정되게 만들어야 한다.

5

## 길어서 슬픈 목과 허리

인체의 움직임은 모든 구조에서 일어나며 필요에 따라 움직임의 양을 부여한다. 두개골은 뼈들로 완벽하게 둘러싸여 연약한 뇌를 보호해야 하고 흉곽은 심장과 폐를 그리고 골반은 생식기를 안정되게 하기위해 단단히 고정되어 있어야 한다.

이들 중 그나마 움직임을 허용하는 부위는 흉곽이지만, '등' 이라 불리는 흉곽 역시 두개골, 골반과 마찬가지로 움직임은 아주 미세하다. 목의 아래에, 허리의 위에 위치하여 목과 허리를 잇는 구조로서 척추를 이루는 뼈 중 가장 움직임이 없는 곳이기도 하다.

'등' 의 구조를 좀 더 살펴보면, 앞으론 복장뼈, 뒤로는 척추 뼈가 있고 둥굴게 그 둘을 잇는 늑골이 붙어 있다. 전체적으로 이러한 흉곽은 원통의 형태를 이루게 되고 이에 따라 외력에 대한 충격 흡수력 또한 뛰어나다. 더불어 앞서 말한 것처럼 척추뼈 자체로도 목과 허리뼈들과는 구조적 안정성 측면에서 차이가 있는데, '등' 뼈는 목이나 허리뼈의 모양에서는 볼 수 없는 가시돌기를 갖고 있다. '등' 을 이루는 척추 뼈 하나하나는 다음 척추 뼈 위를 덮고 그 아래 돌기는 그 밑 뼈 몸통을 다시 덮는 형태이다. 가히 철옹성이 따로 없다.

이처럼 견고한 '등' 은 목이나 허리에 비해 뒤틀리고 과도한 움직임으로부터 스스로를 보호할 수 있다. 층층히 놓인 '등' 의 척추뼈 사이의 디스크는 본연의 역할인 뼈의 간격유지 및 충격 흡수조차 신경 쓸 필요가 없어 보일 정도다.

그러나 이에 반해, 움직임만으로도 위태로운 곳도 있다. 답답한 구조사이에 껴 안정성과 불안정성을 오르내리며 움직여야 하는 운명을 타고난 목과 허리도 있다. 필요에 따른 움직임의 양과 한계는 사람마다 가변적이지만, 그것을 넘어 설 때 디스크질환이라는 가혹한 결과를 낳는 곳이 목과 허리다.

'목이, 허리가 약해서!' 라는 말은 구조의 불안정과 더불어 그에 따른 움직임을 과도하게 허용해서 비롯된 것이라 볼 수 있다. 두개골, 흉곽, 그리고 엉덩이가 서로의 안위만을 찾을 때 두개골과 흉곽사이의 목, 흉곽과 엉덩이 사이의 허리는 서로 의지할 곳 없

■

이 가냘프게 홀로 서서 이곳저곳을 기웃되고 있는 꼴이다. 노천명의 '사슴' 이라는 시에서 언급한 모가지가 길어 슬픈 짐승처럼 말이다.

"모가지가 길어서 슬픈 짐승이여
…
어찌 할 수 없는 향수에
슬픈 모가지를 하고
먼 데 산을 바라본다."

구조적으로 '모가지가 길어서' 슬프고 움직임의 양과 한계를 넘어 '먼 산을 바라보게 하는' 슬픈 모가지가 목과 허리다.

목과 허리가 갖는 이러한 실수들이 켜켜이 쌓이다 보면 슬픔으로만 끝나지 않고 내가 어찌 해 볼 수 없는 지독한 상처를 입게 한다.

목과 허리가 '등' 의 구조를 가질 수는 없지만, '등' 이 가지고 있는 안정된 움직임은 닮을 수는 있다.

목과 허리의 디스크질환은 움직임이라는 측면에서 보면 과대 움직임과 과 사용에서 비롯된 것이다. 목과 허리는 '등'이 하는 움직임을 배워야 한다.

6

## 일자 목(동이 이는 목)

몸의 지형적 위치는 서로 다르다. 그에 따른 역할도 같을 수는 없다. 척주만곡[4]에서 보았듯이, 목과 허리만 앞쪽에 위치해 있다. 그 나머지 머리, 흉곽, 엉덩이는 뒤에 머물러 숨은 듯 보인다. 단단한 머리와 흉곽 사이의 목과 견고한 흉곽과 엉덩이사이의 허리는 그 무게에 짓눌려 앞으로 휘어져 있는 것처럼 보인다.

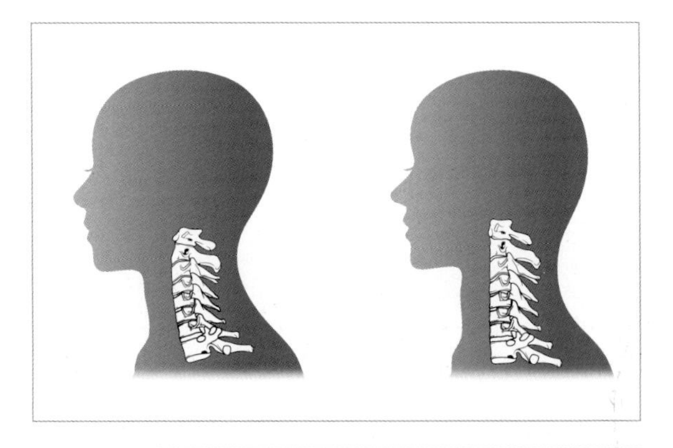

눈의 좁은 시야를 대신 해 목은 무거운 머리를 돌려야 한다. 또 목을 구부리고 허리를 굽혀 인사를 한다. 목과 허리는 언제나 그렇듯 생긴 모양대로 앞쪽으로만 움직이는 것이 일상이 된지 오래다.

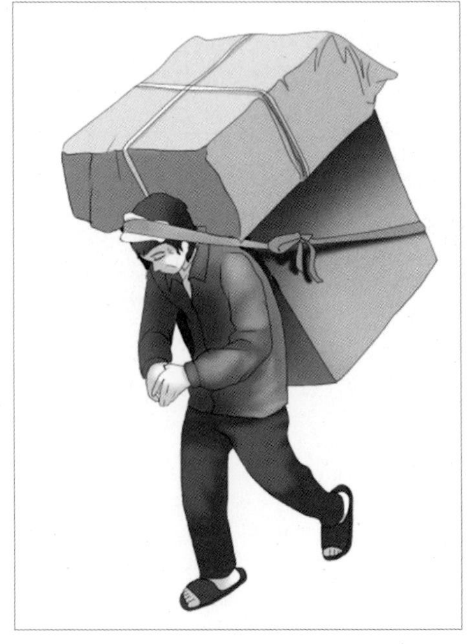

또한 목과 허리는 무거운 짐을 나르는 짐꾼과 같다. 머리, 흉곽, 엉덩이는 무거운 짐이 되고 목과 허리는 그것을 나르는 짐꾼이 된다. 짐이 무겁다면 무게를 줄일 일이지만, 몸에서 짐이란 무게가 일정하여 그 무게를 줄이거나 늘릴 수는 없는 일이다. 그래서 인체는 손쉽게 짐을 나르는 방법으로 목과 허리에 변형을 일으킬 정도의 요령을 터득했다.

4) 척주만곡 - 측면에서 보았을 때, 목과 허리는 활처럼 앞으로 휘어져 있고 머리와 등, 그리고 엉덩이는 뒤쪽으로 휘어져 이상적인 하중이나 균형에 중요한 역할을 하는 자연스런 곡선이다.

■

그 중 목이라는 짐꾼이 가장 빈번히 쓰여 졌다. 짐꾼들의 모습은 이러하다. 지게를 지거나 정수리 앞 약간 들어간 곳에 부드러운 천을 대고 짐을 나르는 네팔의 짐꾼을 보면 뒤가 묵직할수록 더 앞으로 머리를 내밀게 된다. 짐꾼이 오르막을 오르는 힘겨운 사투는 짐작이 가지만, 길이 오르막만 있겠는가! 가파른 오르막 뒤 맞는 경사진 내리막에서 자칫 속도라도 붙는다면 고단한 짐꾼은 그 짐에 깔릴 위험에 처하게 될 것이다. 짐꾼은 고개를 숙인 채 디딜 곳을 눈 여겨 보면서 앞으로 목을 빼고  힘겨운 발걸음을 놓는다.

상상해보면, 목을 쭉 뺀 모습이고 머리가 앞으로 가 있어 보여 목의 앞쪽으로 휜 것처럼 보이지만, 보이지 않는 목뼈는 뒤에 머물러 머리를 붙잡기 위해 점차 수직으로 서게 된다. 흔히 '일자 목' 이라는 말을 자주 들어보았듯이, 목은 본래 앞으로 곡선을 그려야하지만 수직으로 곧게 서거나 만곡이 역전이 될 정도로 뒤로 휘어 있어 목이나 자세의 문제를 일으키기도 한다.

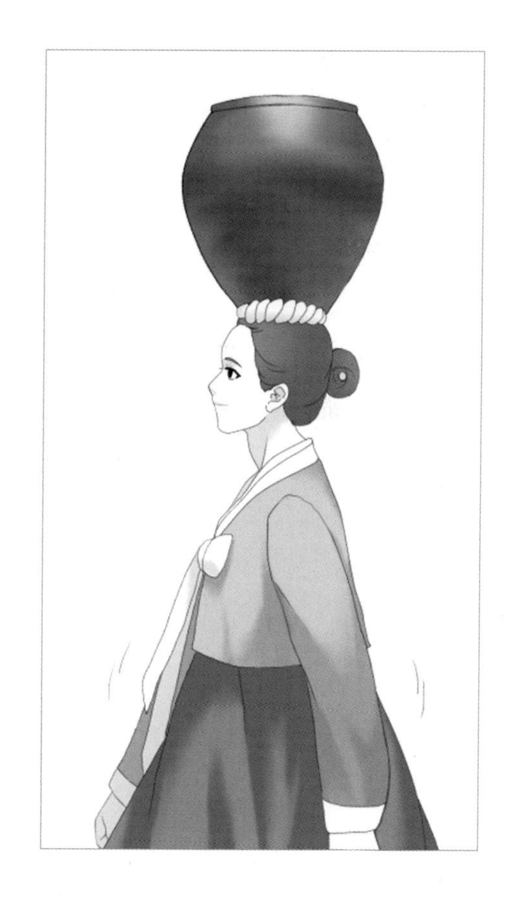

이러한 목은 앞과 뒤의 움직임이 일정치 않을 때 나타난다. 어렸을 때 듣던 핀잔처럼 '텔레비전 속으로 또는 컴퓨터 모니터 속으로 들어가겠다.' 하는 모습이 목에 버거운 짐을 뒤쪽에만 짓게 하는 꼴이다.

하루 중 얼마나 머리와 몸통을 뒤로 제쳐 보았는가? 앞으로만, 앞으로만 치우쳐 쉴 새 없이 목과 허리는 짐만 나르지 않았던가!

■

동이를 지는 아낙네는 앞과 뒤 어느 쪽으로도 치우침이 없다. 지금은 확인할 수 없지만, 머리 위에 똬리를 얹고 동이를 이었던 아낙네의 목은 그대로의 아름다운 곡선을 간직했을 것이다.

만곡의 이상은 단순히 그 부위만의 문제는 아니다. 짐이 되는 부분과 짐꾼이 되는 부위의 역할이 유기적으로 이뤄질 때 문제를 예방하고 해결할 수 있다. 이러한 역할적 균형이 깨진다면 숙명처럼 망가지는 것은 짐꾼이다.

## 7

# 몸통의 운동은?

머리에서부터 엉덩이까지 이어진 몸통은 어떤 운동을 할까?

운동을 할 때면 머리를 포함한 몸통은 '어떤 목적으로, 어떻게 운동해야 하는 걸까?' 하는 고민도 잠시 해보게 된다. 고작 하는 운동이라곤 목을 돌리고 허리를 구부리고 펴는 등의 가벼운 스트레칭정도일 뿐 달리 특별한 운동은 생각나지 않는다. 여기에 좀 더 무게감을 주는 윗몸일으키기기도 있지만, 그리 특별한 운동의 모습은 그려지지 않는다. 한 자세를 오래 취했던 지루함과 뻐근함을 풀어 주는 정도의 의미 외에는 그럴듯한 운동을 몸통은 가지고 있지 않다.

사실 팔과 다리를 제외한 몸통운동은 빠르거나 요란한 개념의 운동과는 맞지 않다. 몸통은 현란한 운동이나 과도한 움직임을 하도록 설계되어 있지 않다. 몸통은 지나치도록 복잡하고 중요한 뇌와 장기들을 담고 있는 조심스런 부위이다. 그도 그럴 것이 '몸통' 은 매 순간 선택과 결정을 해야 하는 '뇌' , 쉼 없이 뛰어야하는 '심장' , 배 밑으로 이어지는 '생식기' 등을 보호하고 있다. 또한 이들을 두개골, 늑골, 골반이라는 딱딱하고 견고한 뼈로 덮여 있는 것을 보면 그 중요성을 강조해도 지나치지 않는다. 이같은 몸통에 경박하고 요란한 운동이란 애당초 어울리지 않는 말이다.

이러한 이유로 굳이 몸통에서의 운동을 찾는다면 좀 더 가동성을 가진 목과 허리의 움직임이 될 것이다. 그렇다고 하여 목과 허리를 요란하게 움직이고 운동을 해도 무방하다는 뜻은 아니니다.

목이 뻐근하고 허리가 묵직하니 무거워질 때, 목을 돌려 풀고 허리를 구부렸다 펴는 가벼운 동작들은 흔하고 자연스럽다. 하지만 목과 허리의 일상적 뻐근함과 무거움은 자연스럽게 움직이는 행위로서 나중에 있을 더 큰 문제를 낳기도 한다는 것을 잊고 있는 듯하다.

목이나 허리의 통증은 움직이지 않아서 오는 무거움이나 고정된 듯한 뻐근함이 아닌 너무  많이 움직였거나 과사용으로 부터 기인한 뻐근함이고 통증이라 볼 때, 목을 돌리고 허리를 운동하는 것은 꽤나 조심스러워야 한다.

다리미의 구조를 생각해 보면 몸통은 왜 요란하고 조심스럽게 운동해야 하는지를 쉽게 이해될 수 있다. 다리미는 다리미 몸통과 코드가 연결된 선으로 이루어져 있다. 다리미 몸통을 사람의 두개골, 늑골, 골반이라는 견고한 형태라 생각할 때 이와 연결된 코드 선은 다리미 몸통의 움직임에 대한 직접적인 영향을 받게 된다. 다리미 몸통이 움직일 때 실질적으로 움직임을 만들고 허용하는 것은 코드 선이 되어야 한다. 동시에 몸통 움직임에 대한 충격흡수도 코드 선에서 이뤄지게 된다. 이러한 이유로 다리미 몸통과 코드 선이 만나는 부위에 코일을 감거나 좀 더 보강하여 덧대어져 있는 것이다. 감아놓은 코일로 잦은 움직임에 대해 쉽게 닳거나 끊어지는 것을 예방하기 위한 것이다.

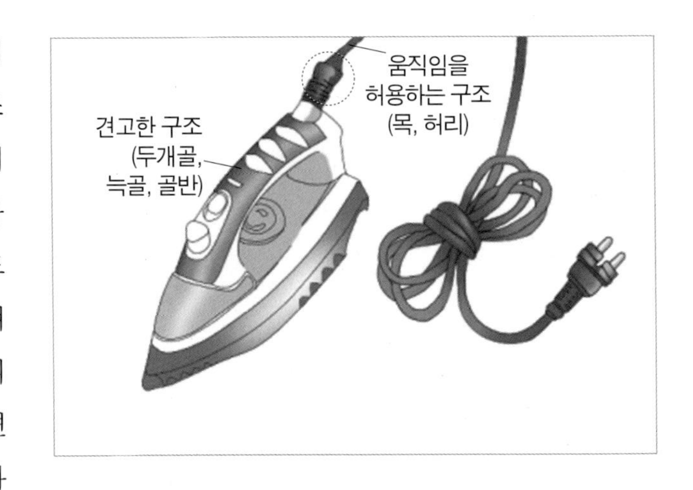


정리하자면, 두개골과 늑골사이에 접점을 이루는 목, 그리고 늑골과 골반사이에 접점이 되는 허리의 시작과 끝에는 닳고 끊어지는 위험에 대비하여 코드선의 코일이 감겨 있어야 한다. 하지만 안타깝게도 두개골과 만나는 목의 시작과 흉추와 접점을 이루는 목의 끝에는 코드선이 끊어질 것을 대비한 코일이 감겨 있지 않다. 이는 허리의 시작과 끝도 마찬가지다.

목과 허리에 정작 필요한 운동은 쉽게 닳고 끊어짐에 대하여 예방해 줄 수 있는 다리미 선의 코일과 같은 운동이여야 하며, '얼마나 많이 움직였는가나', '몇 번을 했는지', '얼마만큼의 무게를 들었는지' 와 같은 요란한 올림픽식 운동법은 아니라는 것이다.

만일 병원에서 '환자분은 배가 나와 허리에 무리를 주게 되니, 윗몸일으키기기를 하루에 20회씩 3세트를 꼭 하세요!' 라고 던지듯 말한다면, 그 병원은 당신에게 도움을 주는 병원이 아니다. 왜냐하면, 우리들이 생각하는 윗몸일으키기란 배가 나왔다는 이유만으로 몸통운동의 목적과 방법을 간과한 채 '1분에 몇 회' 만을 강조할게 뻔하기 때문이다.

배가 나온 결과로 또는 그 과정에서 허리에 무리를 주었을 것이지만, 이와 같은 환자는 횟수가 아닌 유지를, 움직임이 아닌 고정을 목적으로 할 때 바람직한 윗몸일으키기가 된다.

운동에 대한 생각은 그렇다. 옳고 그른지에 대한 관심 없이 단지 과도한 움직임과 횟수에만 초점을 맞추고 있다.

그렇다면 목과 허리를 포함한 몸통의 운동이란, 어떤 목적으로 어떻게 해야 하는가? 팔다리가 춤을 추듯 요란할 때, 몸통은 안정과 유지를 위한 것이라면 이 또한 충분한 몸통 운동이 된다.

몸통은 안정과 고정을 위해, 손발은 춤을 추듯 요란할 때 서로에게 걸맞는 운동이 된다.

8

## 산(山)과 같은 몸, 관(棺)과 같은 마음

움직임에 대한 인간의 욕망은 몸짓을 낳고 몸짓의 시선은 마음에 대한 시선과 마주치게 된다. 움직임은 춤을 추는 것과 같이 즐거움과 슬픔, 때론 유혹의 도구가 되기도 하고 광기가 있고 신체의 한계를 넘어서고자 하는 열망도 있다. 마치 산을 오르는 것처럼, 관에 갇힌 것처럼 몸의 움직임은 마음의 표현수단이 되고 감정은 몸의 움직임과 맞닿아 있다.

'당신은 왜 산을 오르려 하나요?', '내 거친 숨소리를 사랑하기 때문에요!' 어느 드라마의 대사다. '산이 거기에 있으니 오른다.'는 옭아매는 식의 표현이 아니라서 더 인상적이다.

온 몸이 땀으로 뒤범벅된 채, 오르고 또 올라도 정상까지 몇 km라고 적혀 있는 이정표는 언제나 그렇듯 멀고 끔찍하게만 느껴진다. 다리는 '휘청휘청', '후들후들' 뼈를 지렛대 삼아 근육들이 간신히 붙잡고 있다. 이를 앙다물어 보지만 한번 주저앉아 버리면 한동안은 일어설 수 없을 것처럼 힘은 바닥이 나있고, 그렇게 거친 숨소리만이 몸을 타고 울려 퍼진다.

그렇다고 하여 산을 타는 일이 이처럼 고된 일만 있는 것은 아니다. 묵직한 몸과 턱까지 차오르는 숨소리의 깊이와 크기만큼 덜어지고 비어지는 것도 있다. 머릿속 마음의 짐은 깨끗이 닦아 낸 '빈 서판'[5](書板, Blank Slate)처럼, 복잡하게 얽혀 있는 생각들로부터 멀어지게 한다. 산을 오른다는 것은 무료한 몸뚱이와 온갖 잡동사니로 가득 찬 머리를 한꺼번에 비우는 몸짓과 같아 보인다.

이와 달리 물리적으로 죽은 듯 제한된 관과 같은 몸부림도 있다. 최근 잘 죽는 것(well-dying)을 상실이 아닌 또 다른 기쁨으로 받아들이기 위해 관속 체험을 통해 죽음 연습도 마다하지 않고 있다. 살아있는 존재로써 죽음을 연습할 필요는 없겠지만, 비좁

5) '빈 서판(Blank Slate)'은 '깨끗이 닦아 낸 서판(scraped tablet)'이라는 뜻에 중세 라틴어 '타불라 라사(tabula rasa)'를 의역한 말이다. 인간의 본성을 흰 종이에 비유해 오랜 시간 사회적 경험의 축적으로 쓰여 진다는 의미다. 빈 서판은 스티븐 핑거(Steven Pinker)의 책제목이다.

은 관속에 들어가 죽음을 연습하는 것을 보면 그것 또한 살고자하는 살아있는 자의 또 다른 표현으로 곱게 넘길 수는 있다.

하지만 이 같은 일이 연습이 아닌 현실이라면 어떨까? 공간 폐쇄에 대한 두려움과 공포라면 몸은 어떤 움직임을 할까? 산채로 관에 갇혀 나올 수 없을 때, 육체적 발버둥만이 있을 뿐이다. 관에서의 움직임은 산의 그것과는 다르게 두려움과 공포로 인한 극한의 몸부림뿐이다.

몸으로 시작한 산을 타는 일은 비워진 마음으로 끝이 났고 관속에 갇힌 몸부림은 두려움과 공포의 감정으로 시작하여 처절한 움직임을 낳았다. 이처럼 산, 관과 같은 몸짓은 서로에게 다른 결과를 보여주고 있지만, 그렇다고 하여 몸짓이 전한 마음(산)과 마음이 이끈 몸부림(관)에 선을 긋고 분리할 수 있겠는가? 주체가 무엇이건 간에 둘은 서로에게 분리와 경계가 아닌 하나를 보여주고 있다.

눕고 앉아 있고 서고 걷고 그 리듬에 움직이며 춤추는 모습에서 마음을 볼 수 있다. 복잡한 감정들을 몸이 먼저 알아본다. 문제는 어떤 춤을 추고 있는가이다. 관과 같은 춤인가? 아니면 산과 같은 춤인가? 아쉽지만 우리는 관과 같은 몸부림에 지쳐가고 있다. 그래서 산과 같은 몸짓이 간절한 때이기도 하다.

심신일여(心身一如)라는 말이 있다. '몸과 마음은 하나와 같다'라는 말이지만, 순서와 경중은 따로 없다. 하지만 먼저 마음과 함께하는 몸은 무한한 가능성을 품고 있음을 잊지 말아야 한다.

## »2 좌우가 있는 몸

### 1

### 링컨대통령 얼굴은 심한 좌우 불균형

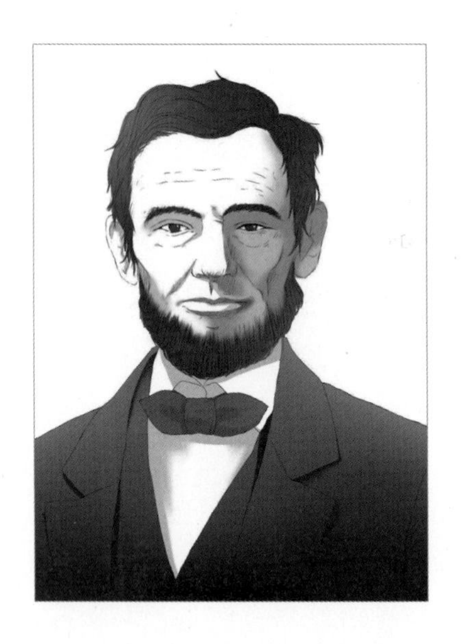

두 팔, 두 다리, 양쪽 어깨 등은 대칭이여야 한다는 생각에서 비뚤어진 좌우가 눈에 거슬리는 건 당연한 일이다. 미국의 안과 학자 로널드 피시먼은 링컨의 얼굴에 대해 심한 좌우 불균형이 있다고 주장하였다. 왼쪽 눈과 눈의 윗두둥이 튀어나와, 왼쪽 뼈가 오른쪽 뼈보다 둥글고 가늘며 들어가 있는 상태라 현대의학에서 말하는 '안면왜소증' 이라고 말하고 있다. 링컨의 사진을 보면, 각도를 틀어 찍어 그렇게 보이는 것이 아닌가 싶기도 하지만, 로널드 피시먼의 말처럼 어쨌든 좌우가 같아 보이지는 않다.

지금 거울 앞에 선 자신의 얼굴을 들여다보라. 거울에 비친 자신의 얼굴과 어깨의 좌우가 대칭적인가? 아니면 어딘가 모르게 '좌우가 맞지 않은가?' 육안으로 식별이 어려울 정도로 같아 보이지만, 과학적 측정에선 어느 누구의 얼굴도 좌우가 같지 않은 비대칭이라고 말하고 있다. 어느 정도의 차이일 뿐 '얼굴의 오른쪽과 왼쪽이 대칭적으로 같지 않다!' 라는 말은 링컨에게만 해당되는 것은 아닌듯 싶다. 안면왜소증처럼 한쪽이 도드라져 확연한 좌우의 차이를 구별할 수는 없을지 모르지만, 우리 모두의 좌우는 똑

갈지 않다.

거울 앞에 선 자신은 '눈이 짝짝이야, 고개가 삐뚠데, 가방을 너무 한쪽으로만 맸나, 어깨가 처져 있어 옷 태가 안나!' 하는 좌우의 비대칭에 대한 찜찜한 불안정성을 갖게 한다.

그래서 옷걸이에 엉성하게 걸려있는 외투를 균등하게 거는 것처럼 몸에서도 좌우 대칭을 맞추려 한다.

이러한 이유로 체형관리라는 간판이 환하게 불을 켜고 있다. 더군다나 척추교정이나 바른 체형관리라는 테마로 3개월, 6개월 등의 패키지 공산품처럼 비뚤어진 외모로 불편한 이들을 겨냥하며 그들을 유혹하고 있다.

한편 이 같은 척추교정과 바른 체형관리는 이미 자리 잡은 뼈대의 이야기이다. 또한 처음부터 '좌우가 대칭이었다.' 라는 믿음아래에서 시작한 관찰이며 이를 뜯어 맞추겠다는 교정이라 할 수 있다.

과연 좌우가 대칭적으로 균형 있게 태어나서 환경의 적응 속에서 잘못 된 자세와 습관이 지금의 볼 품 없는 비대칭적인 자세를 만들었을까? 아니면 이미 태어날 때부터 비대칭이었고 그것을 통해 비뚤어진 웃음을 짓고 엇갈린 자세로 물건을 나르고, 몸을 비틀어 공을 던지는 것은 아니었을까? 그래서 어쩔 수 없이 비뚤어져버린 구조인데 다만 자신의 눈에 거슬려 마음에 들지 않는 것은 아닐까?

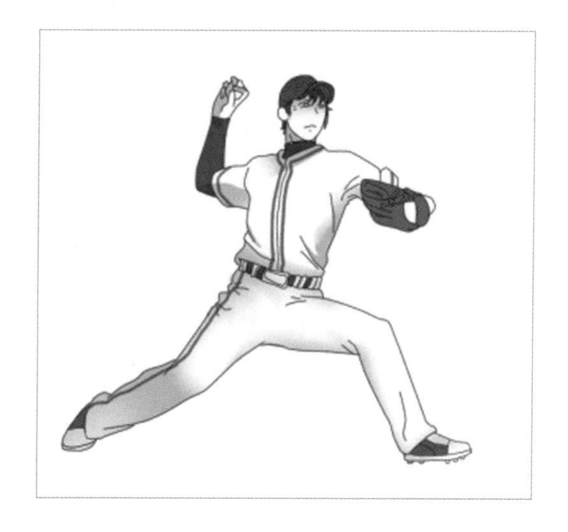

배속에서부터 세상에 태어 나 움직이며 살아가는 모든 것들은 다 비대칭이다. 링컨대

■

통령의 심한 좌우 불균형적인 얼굴은 좌우가 시작된 이래 존재할 수밖에 없는 불균형이었다. 다시 태어난다하더라도 그러할 것이다.

뼈나 관절 등의 구조가 좌우 비대칭적으로 태어난 것이 사실이라면, 지금의 성형수술[6]과 교정은 일정 틀 속에서 찍어 내는 플라스틱과 같고 조각을 하듯 코는 크게, 입술은 작게 하는 생각으로 우리의 몸을 왜곡하고 있는 것이다.

우리의 관심은 좌우 골격의 틀이 아니라. 좌우 불균형적 구조를 인정하고 비대칭적 골격을 어떻게 하면 기능적으로 균형 있게 맞춰나갈 것인가에 있다.

정면에서 찍은 정형화된 반명함판 사진이 딱딱하고 어색해 보이는 것처럼, 자신의 비대칭을 숨기려는 듯 기능적으로 뒤틀린 아름다운 각도를 찾는데 좌우의 균등한 의미가 존재하는 것이다.

몸의 교정은 좌우골격의 외형보다는 기능적으로 비대칭적인 움직임을 어떻게 효율적으로 맞춰나가야 하는지를 고민하는데 있다. 한 팔이 앞으로 움직일 때 동시에 반대쪽 팔은 뒤로 움직여야 한다. 이것이 좌우 대칭이며 균형인 것이다.

6) 성형수술 - 상처를 입은 부분이나 선천적인 기형 또는 미적으로 보기 흉한 신체의 부분을 보기 좋게 만들기 위하여 외과적으로 교정하거나 회복시키는 수술을 말하는데, 영어식 표현은 'Plastic Operation' 이다.

## 2

## 아수라백작

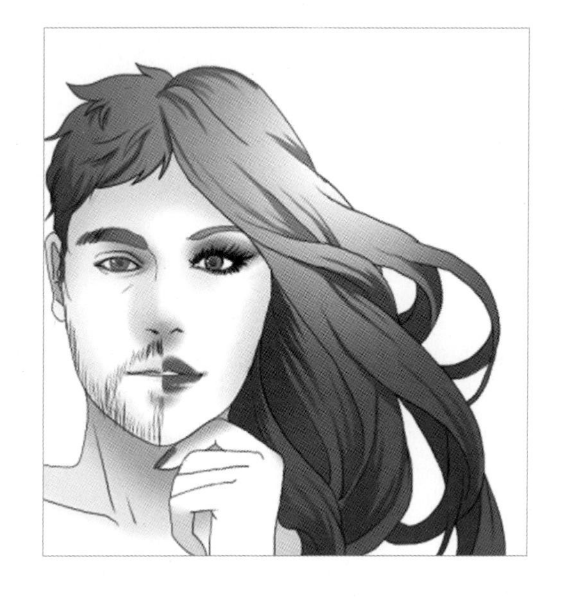

인도 신화에 보면, 착한 신들과 적을 이루는 나쁜 신의 총칭 '아수라' 라는 신에 대한 이야기가 있다. 인드라[7]와 같은 신에 대적하는 악한 무리가 아수라다. 사실 아수라는 악한 신이 아니었다고 한다. 그런데 인드라가 아수라의 딸을 허락 없이 취하자 격노한 아수라가 싸움을 걸어왔고 인드라는 위험에 처하게 되고, 전투에서 패해 도망가던 인드라는 전차 앞에 금시조의 둥지가 있는 것을 보고 알을 보호해야겠다는 생각에 전차를 돌려 아수라 쪽으로 다시 향한다. 아수라는 이것이 인드라의 계략일 것이라 생각하고 오히려 후퇴하였고 이것으로 위기를 모면한 인드라는 아수라에게 승리한다. 그 때부터 인드라에 대적하는 아수라는 악, 불의, 재앙을 의미하는 마신(魔神)으로 취급받게 되었다.

아수라의 모습은 한쪽은 악의 얼굴로 또 다른 한쪽은 선의 얼굴로 표현되어 있다. 기억하겠지만, 만화영화에서도 그와 비슷한 얼굴이었다. 얼굴과 몸을 좌우로 여자와 남자 둘을 합쳐 하나로 만들었고 그 이름이 아수라백작이었다.

아수라백작의 얼굴은 반을 나눠 한쪽은 여자의 얼굴과 목소리를, 또 다른 한쪽은 남자의 얼굴과 굵직한 남자의 목소리를 낸다. 얼굴 뿐만이 아닌 반쪽 몸은 남자 그 나머지

7) 인드라(Indra) - 고대 인도의 신(神). 갈색의 거대한 몸으로 우주를 제압하며, 폭풍의 신 마르트를 거느리고 애용하는 무기 바주라로 자신의 적인 인간과 악마를 무찔렀고 태양을 항복시키며, 천둥과 번개를 다스리는 비의 신이었다. 불교에서는 제석천(帝釋天)으로 불리어 호법(護法)의 선신(善神)으로 여겨지고 있다. 아수라는 끊임없이 분노하고 항상 싸우는 존재이기 때문에 악의 신으로 불렸으며, 아수라장이라는 말에서 볼 수 있듯 전쟁과 투쟁을 의미한다.

■

반쪽은 여자로 좌우가 기능적으로 전형적인 비대칭 모습의 요상한 캐릭터를 만들었다.

이러한 좌우의 서로 다른 이중적 모습은 거북스럽지만, 몸에서 기능적 측면으로 빗대여 보면, 나름대로의 의미도 있으며 역학적으로 얼마나 훌륭한지 감탄을 자아내기도 한다. 공을 던지거나 걷거나 물건을 들 때처럼 하나의 목적을 향한 좌우의 엇갈린 교차 움직임이 아수라백작의 비대칭적 모습과 너무나도 닮아 있기 때문이다.

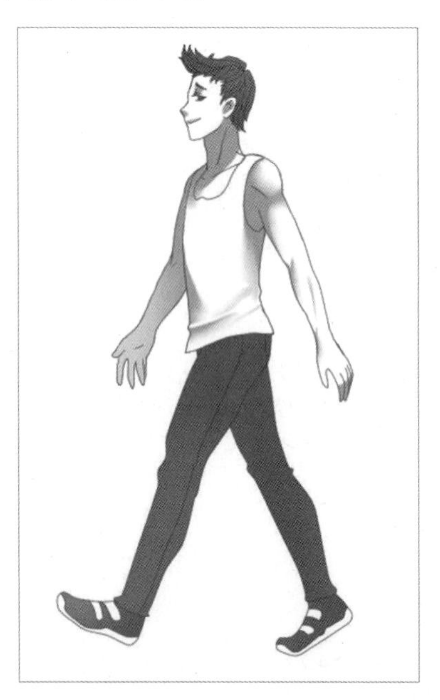

간단한 예로 걷는 모습이 그러하다. 한발이 앞서면 한발은 뒤에, 한 팔이 앞서면, 한 팔은 그와 다른 뒤에 있어야 하듯 다리는 다리 나름대로의 반대 움직임을, 팔은 팔대로의 반대 움직임을 한다. 전체적으로 팔과 다리는 서로 교차하여 회선 움직임을 만들어낸다. 머리와 꼬리뼈를 중심에 놓고 자연스런 교차된 움직임이 에너지 소모를 줄이면서 걷기를 가능하게 한다.

모든 동적인 움직임은 교차를 통한 회선이 있을 때 효율성이 극대화된다. 누워있는 자세에서 일어나 앉고 앉았다 다시 일어서고 그리고 걷는다. 이렇게 이어지는 걷기까지의 과정 중 좌우가 서로 함께한 적은 없다. 만일 좌우가 교차없이 함께 작용하여 움직임이 일어난다면 좌우가 교차하지 못해 생기는 에너지와 충돌은 그 배 이상으로 들것이다. 한쪽이 몸에서 멀어지듯 열려 있으면 나머지 한쪽은 몸 가까이에 붙어 닫히는 역할이 좌우의 원활한 기능이 된다. 좌우가 서로 목적하는 일에 기능적으로 최대한 엇갈려 있을 때 가장 이상적이고 강력히 작용하는 하나의 움직임을 만들 수 있다.

심리학에선 한쪽은 여자 또 다른 쪽은 남자인 아수라백작을 이중적 성격으로 묘사하

■

여 다소 부정적 이미지를 강조하고 있지만, 하나의 움직임을 만들어내는 몸의 역학과 기능에 있어서만큼은 아수라백작의 좌우 엇갈림이 더 없이 훌륭하며 이상적인 모습이 아닐 수 없다.

두 손을 모아 합장한 손은 기도를 할 뿐이다.

좌우가 있음으로 해서 하나는 열리고 그 또 다른 하나는 닫히는 교차가 있어 몸은 합리적 기능을 만들어 낸다.

3

## 링컨과 아수라백작

만일 뼈대구조를 담당하는 링컨의 얼굴로 인한 문제와 좌우 기능적 역할을 하는 아수라백작이 문제를 일으킨다면 어떤 쪽에 더 큰 의미를 두어야 할까? 즉, 링컨얼굴골격의 불균형이 먼저일까?, 아니면 아수라백작의 비대칭적 기능에서 오는 이상이 먼저일까?

결론부터 얘기하자면, 링컨의 얼굴을 좌우 대칭으로 만드는 것은 요즘의 성형기술로 본다면 이는 일도 아니다. 그러나 뼈와 관절을 덮고 있는 그 밖의 연부조직(피부, 근육, 인대, 건, 혈액 등), 특히 기능에 속해 있는 근육은 겉옷을 바꿔 입듯 그리 가벼이 볼 수 있는 문제는 아니다. 뼈를 중심으로 자동적이고 뻔한 패턴화 된 걷기처럼의 움직임은 무수한 반복과 연습으로 이뤄진 밑그림과 같다. 여기에 새로운 과제 즉, 공을 던진다던지, 찬다던지, 물건을 드는 등의 특정행위가 더해져 처음의 서툰 것보다는 안정된 움직임으로 완성해 간다.

이렇게 정착돼버린 몸짓은 손쉽게 바꾸거나 멈추거나 지우기엔 어려운 일이 된다. 그렇다고 하여 하얀 백지상태에서 다시 새로운 몸짓을 그리고자 성형으로 좌우교정을 들먹이는 것은 밑그림은 그냥 둔 채 덧칠을 하는 것과 크게 다르지 않다.

뼈의 좌우 모양만 똑같다고 하여 좌우의 기능적 조절도 저절로 맞춰진다는 생각은 성형과 같은 고정적 모습에선 가능할지 모르지만, 무한한 가변성을 가진 몸에겐 불가능한 일이다.

몸은 태어날 때부터, 뼈가 성장을 하면서부터 그 불균형을 확연히 드러낸다. 불균형의 차이가 때론 심할 수도 그렇지 않을 수도 있지만, 어쨌든 좌우로 형성된 골격구조물들은 똑같은 모양을 가질 수는 없다.

뿐만 아니라 성장이 끝나고 난 뒤 부터의 뼈대구조는 이미 만들어진 틀 속에서 큰 변화 없이 자신의 습관과 기능을 차곡차곡 쌓는 역할밖에 하지 않는다. 그래서 성장이 끝난 성인들은 선택의 여지없이 예쁘든, 보기 싫든 간에 이 뼈대를 갖고 퇴행으로 늙어 가야만 한다.

예를 들어, 구부정하게 지팡이를 짚고 걷는 노인을 볼 때면 우두둑 척추를 펴 똑바로 걷게 해주고 싶다. 하지만 이 같은 마음으로 노인의 척추 뼈를 '우두둑' 교정한다면, 생각하기도 싫지만 뼈는 '우두둑' 부러져 그나마 지팡이에 의존해 걷던 걸음조차 걷지 못하게 할 것이다.

노인은 이미 자신의 뼈 구조에 대해 적응이라는 것을 했다. 반복된 몸짓이 자세를 만들었고 그렇게 지속된 자세는 뼈라는 구조의 변형을 낳았다. 뼈의 두께가 변했고 관절은 휘어 구부정하지만 기능적으로 충분한 혈액순환이 가능하기 때문에 겉으로 보는 안타까운 마음만큼 노인 자신은 불편함을 느끼지 못한다.

이와 같은 예가 극단적일 수는 있지만, 골격의 뒤틀림은 보기 싫을 뿐, 살아가기엔 무리가 없어 보인다.

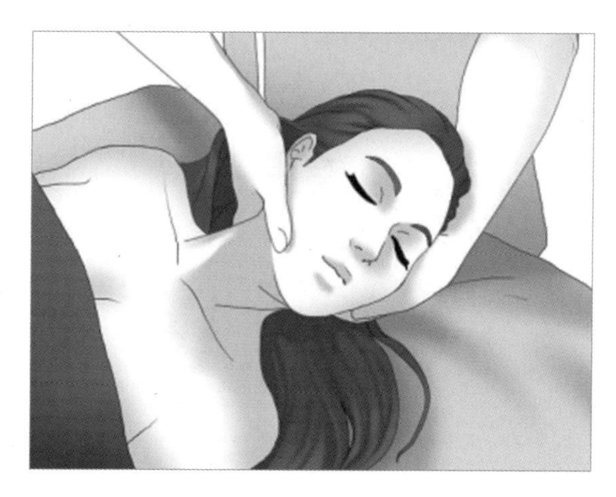

목뼈가 '삐뚤어졌어!' 하며, '우두둑' 교정을 받아 맞춰진 것처럼 느껴지지만, 순식간에 또는 반복적인 교정으로 돌려진 뼈는 그 새로운 자리를 자신의 자리로 '인식' 8)하지 못한다.

왜냐하면, 순식간의 교정으로 오래된 습관을 수정하거나 제거한다는 것은 뼈를 결정하는 다수의 기능들이 허락하지 않기 때문이다. 다시 말해, 바르게 맞춰진 뼈에 기능을 담당하는 근육은 그 자리가 낯설어 예전의 익숙했던 자리로 되돌아가기 때문이다.

구조인 뼈는 순간일 수 있지만, 기능인 근육은 그렇지 못하다. 누군가의 힘으로 올바

8) '인식' 이라는 것은 낡은 것들에 대한 새로운 경향을 만드는 조건이 된다. 엄밀히 말하면, 변해야 하는 것은 구조인 뼈도 근육 자체도 아닌 그것을 지배하는 인식이다. 운동을 배우는 첫 단계가 인식(cognitive stage)이다. 그것의 지시에 따라 근육은 새로운 몸짓을, 자세를, 구조를 만든다.

■

른 위치에 '획' 돌려놨다하더라도 이를 유지하고 움직이는 근육은 순간을 기억하는 것이 아닌 오랜 시간을 두고 인식하여 변화하기 때문이다.

다 커버린 몸에게 얼마나 움직일 것인가, 얼마나 제한하고 좌우를 맞출 것인가는 인식을 통한 근육이 할 일이지, 구조인 뼈가 결정하는 것이 아니다. 뼈는 오래된 기능적 습관의 결과에 지나지 않는다.

그래서 골격을 맞추는 링컨의 얼굴은 기능을 맞춰야 하는 아수라백작에 앞 설 수 없다.

구조의 교정보다는 기능의 교정을 먼저 알아채야 한다.

4

## 몸이 한쪽만 더 아픈 이유

통증이 생기면 언제나 그렇듯 '목이 오른쪽으로 안 돌아가요', '왼쪽 엉덩이가 아파요', '오른쪽 무릎 안쪽이...' 하며 어느 한쪽만을 집중하여 공격하듯 나타난다. 대부분 오른쪽이나 왼쪽 중 어느 한 곳에 대한 불편함을 호소한다. '정 가운데가 아파요.' 라고 그렇지 않은 경우도 있지만, 이 또한 왼쪽이나 오른쪽으로 움직여 나타나는 통증이기 때문에 어느 한 쪽의 문제로 보아야 할 것이다.

이 처럼 통증이 주로 편측에만 집중되는 이유는 좌우가 교차하는 대각선움직임에서 기인한 것이라 생각된다.

이차원적 평면상의 움직임을 대칭적 움직임이라고 본다면, 이를 입체적으로 이해하는 것은 삼차원적 움직임으로 회선이라는 비대칭적 움직임을 말한다. 일상의 움직임은 이러한 좌우가 동일한 동작을 하는 대칭적 움직임보다는 기능적 회선움직임으로 이뤄졌다 해도 과언이 아니다.

회선의 움직임은 작은 힘으로 큰 이득을 내는 몸이 갖는 최상의 전략이며, 동시에 이를 잘못 쓰게 되면 한쪽만 더 아파지는 이유처럼 최악의 피해를 줄 수 있는 양날의 칼과 같다.

예를 들어, 빠르게 공을 던지는 투수의 한쪽 허리나 한쪽 허벅지의 부상이 그렇고 강력한 슛팅을 하는 다리보다 반대쪽 발목이 손상을 입는 것이 그것이다.

일상에서는 종종 힘에 부치는 물건을 좌우로 흔들어 움직여 올리지만 좌우의 흔들림이 동일한 것은 아니다. 이러한 좌우의 흔들림은 결국 목과 허리의 어느 한쪽에 무리를 주게 되어 뻐근함을 만들게 된다.

이것이 대각선이나 회선 움직임의 득과 실이다. 움직임의 효율성을 높이고자 좌우의 뒤틀린 움직임을 만들어내지만, 그로인한 한 쪽에서 받는 부하 량을 피하지 못하면 몸은 낭패를 보기 마련이다.

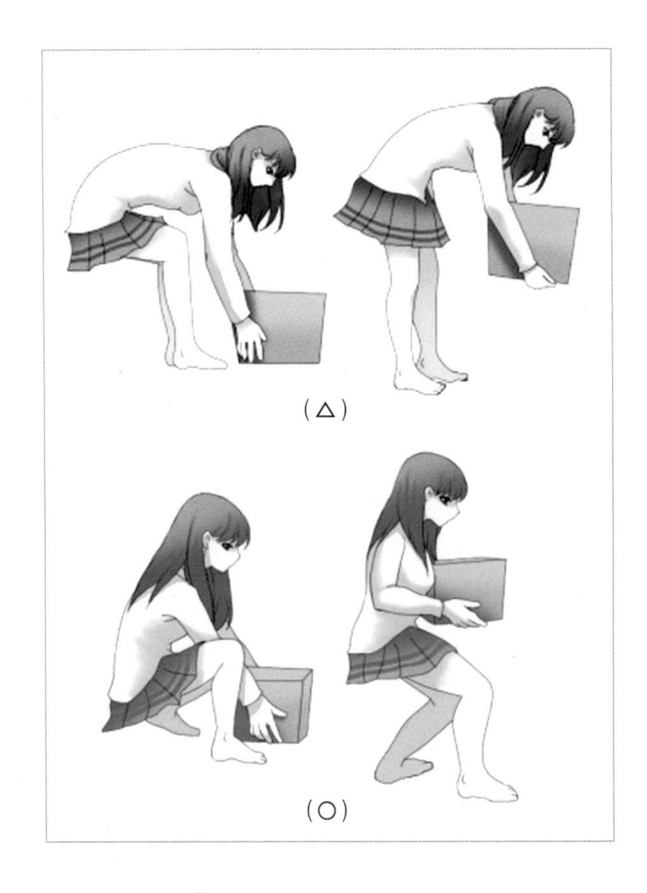


그 시작은 몸이 강시[9]가 되었을 때이다. 중국의 좀비정도로 이해할 수 있는 강시는 몸이 굳어 관절을 구부리지 못하고 두 팔을 앞으로 내밀고 두발을 모아 깡충깡충 뛴다. 강시는 기능적으로 좌우를 갖고 있지 못하다. 그저 하나의 통나무처럼 앞으로 뒤로 넘어졌다 벌떡 일어나고 몸 전체를 이용하여 팽이처럼 돌뿐이다.

몸이 강시와 같은 움직임을 따라할 때가 있다. 두발을 같은 위치에 놓고 물건을 들어 올리는 동작이 그렇고 앉았다 일어설 때 무의식적으로 두발을 같은 위치에 놓고 있을 때이다. 또한 옆으로 눕지 않고 좌우의 움직임 없이 벌떡 누웠다, 벌떡 일어나는 행위들이 강시의 모습과 닮아 있다. 참고로, 이어지는 연속적 행위는 몸에 충격을 거의 주지 못한다. 몸에 충격을 가장 많이 주는 상태는 동작의 시작과 끝에 있다. 서 있다 앉는다든지, 누워있다 일어난다든지 하는 지속적 행위를 멈추고 새로운

9) 강시(殭屍)란 중국의 흡혈귀 겸 좀비로서 어떤 힘에 의해서 되살아나 피해자의 기를 빼앗거나 피해자를 물어 같은 강시로 만들어 해치는 존재이다. 본래는 객지에서 죽은 자들의 원혼이 깃든 시체를 강시라 하는데, 고향으로 이관하기 위하여 영환술사가 부적을 붙여 움직일 수 없도록 한 후 고향으로 돌려보내었다 한다. 바로선 시체라는 이름대로 양팔을 앞으로 내민 채로 몸이 굳어 관절을 구부리지 못하여 영환술사의 종소리에 맞추어 두 발을 동시에 뛰면서 이동한다고 전해진다.

동작이 일어날 때 가장 큰 부하를 받는다.

100m 달리기를 할 때 출발 자세를 보면 발이 어떻게 놓여야만 힘을 내고 충격을 흡수하는지 알 수 있다. 두발은 엇갈려 있다. 두발이 같은 선상에 있거나 몸의 회전 없이 그대로 일어선다면 합리적인 회선움직임은 뒤늦게 일어나게 되고 강시와 같은 대칭적 움직임이 전신에 걸쳐 전달된다는 것이다.

문제는 여기에 있다. 강시와 같은 이러한 대칭적 움직임이 충격을 분산하거나 흡수하지 못하는데 있다. 뿐만 아니라 대칭이라고 생각하는 두 발은 감각적으로 그리고 우세한 왼발, 오른발이 기능적으로 서로 같지 않아 두발을 동시에 힘을 준다하더라도 몸통의 어느 한쪽에는 더 큰 무리를 주게 마련이다.

'몸이 한쪽만 더 아픈 이유' 의 첫 번째는 대칭적으로 몸을 움직일 때이고 그 두 번째는 그로 인한 충격이 취약한 어느 한쪽의 몸에 축적되기 때문이다.

발끝부터 머리까지 이어지는 몸은 충격의 흡수나 충격이 머무는 장소가 아니라 충격이 거쳐 가는 통로쯤으로 생각해야 된다.

걷는 모습을 상상할 때, 위에서 내려누르는 중력, 한발 한발 딛을 때마다 받는 지면으로부터의 충격, 이 두 힘이 몸을 거쳐 사라지게 하는 움직임, 그 움직임이 어느 한쪽만 유독 아픈 문제에 해답을 줄 수 있을 것이다.

움직임이라는 전제에서 보면, 비대칭적 엇갈린 움직임은 기능적으로 균형된 움직임이다. 그러나 대칭적 움직임이나 비대칭적 움직임의 불균형은 어느 한쪽에 고스란히 남아 통증을 일으킬 것이다.

5

## 디스크, 개미의 힘으로 당하다.

디스크는 목 디스크, 허리 디스크라는 그 원인에 대한 심각성보다는 일상용어처럼 결과로서 가벼이 입에 오르내리고 있다. 디스크는 모양이 타원형으로 척추 뼈 사이에 있으며 중앙은 젤리와 같은 반고체 형태의 수핵(nucleus pulposus)과 이를 둘러싼 원판 모양의 섬유륜(annulus fibrous)이라는 조직으로 구성 되어 있다.

디스크 질환의 손상정도는 크게 두 가지로 나눠질 수 있는데, 첫 번째로는 팽윤(Bulging)과 돌출(Protrusion)이라는 형태이다. 디스크 섬유륜의 찢어짐 없이 척추와 척추 사이의 위치에서 부풀거나 밀려난 이탈로 척수신경을 자극하는 손상으로 흔히 가벼운 디스크라 할 수 있다. 또 다른 하나는 수핵이 섬유륜을 뚫고 나온 상태로 수핵이 흐르거나 흘러 떨어진 수핵이 굳어 척수신경을 압박하는 경우이다. 첫 번째 경우보다 심각한 손상이다.

디스크는 흔히 말하듯 충격흡수라는 완충역할을 한다. 그러한 디스크가 삐져나왔다면 그 안에 있는 내용물은 장력을 사방으로 고르게 전달하지 못하여 한 쪽으로 쏠리게 된 것이다. 또한 섬유륜이 찢어져 수핵이 터져 나온 것이라면 그나마 버틴 장력흡수력의 한계를 넘어 수핵을 담고 있는 그릇이 깨진 것이다.

디스크는 수직적으로 2,800뉴톤(대략, 280kg)의 힘을 이겨 낼 수 있다고 한다. 웬만해선 꿈쩍도 않는 것이 디스크가 견뎌낼 수 있는 강도다. 적어도 디스크가 발생하기 위해서는 2,800뉴턴 이상의 부하가 걸려야 한다. 쉬운 예로, 다리를 구부려 쓰지 않고 허리의 힘으로만 물건을 들었을 때 받는 부하가 3,000뉴턴에 이른다. 이러한 부하는 디스크의 유연함과 디스크 내부에 있는 수핵의 역할이 크게 작용하여 충격을 흡수한다. 또한 디스크가 밀려 나는 것을 인대와 근육으로 어느 정도 막아낼 수가 있다.

그러나 섬유륜이 터져 디스크 내용물인 수핵이 흘러나왔다면, 상상하기 힘들 정도의 강한 충격을 받았다는 것인데 위와 같은 단순한 물리적인 힘만으로는 설명하기 어렵다. 그렇다면 디스크는 얼마만큼의 힘이 아니라 그 힘이 어떻게 가해졌느냐가 관심거리가 된다.

'공공의 적' 이라는 영화에서 피의자가 진술을 받던 중 여러 칼을 놓고 시범을 보이는 장면이 나온다. 피의자의 현란한 손놀림을 지켜보다가, 하는 말이 "얘는 아냐, 칼을 돌리잖아" 한다.

칼잡이들은 돌려서 찌르고 돌려서 빼는 동작을 취한다고 한다. 피부는 약한 장력을 갖고 있는 조직이여서 쉽게 찢어지고 상처를 낼 수 있지만, 피부 밑 근육 층으로 들어갈수록 장력은 강해지고 외부자극에 대한 강력한 보호성 수축으로 인해 깊은 상처를 입히지 못한다는 것을 칼잡이들은 알았을 것이다.

디스크가 밀려나거나 터진 섬유륜으로 수핵이 흘러나오는 것 역시 이와 같은 역학이 작용해야만 가능한 일이 된다. 작은 힘으로 깊은 상처를 입히고자 돌려서 찌르고 돌려서 빼는 회선움직임을 만든다. 나사못(screw)을 박듯 압박하면서 돌려 깊이 그리고 넓게 조직을 손상시키는 것이다.

사실, 몸 움직임의 대부분은 주로 앞쪽과 상대적 뒤쪽에만 치우쳐있다. 앞만 보고 걸었고, 앞으로만 구부리고, 뒤로만 젖혔지 회전이나 돌리는 동작을 하지 않았다고 디스크 환자는 항변할 수 있지만, 그럼에도 불구하고 디스크엔 회전의 움직임이 작용했다.

그림에서 볼 수 있듯 척추와 척추 뼈 사이 디스크의 좌우균형이 깨져 있다면, 회전 없이 순수하게 앞으로 구부리는 동작을 한다하더라도 이미 균형을 잃은 척추사이의 디스크는 한쪽으로 기울인 좁은 공간을 축으로 하여 넓은 쪽으로 회전이라는 움직임을 만든다.

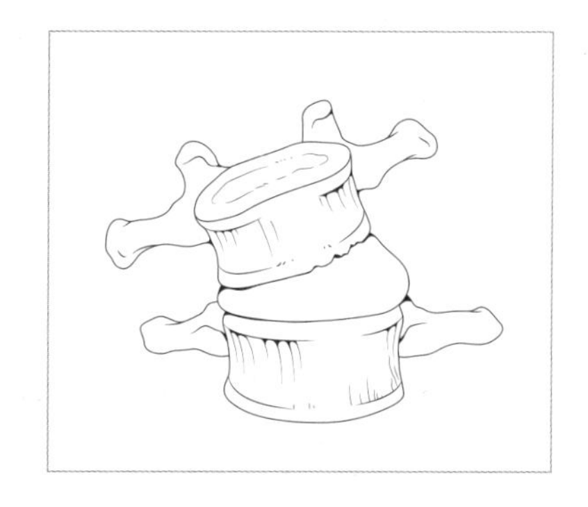

동물은 머리와 꼬리가 정해지고 나면 왼쪽과 오른쪽이 저절로 결정되는 것처럼, 인간의 얼굴과 꼬리뼈로 앞뒤와 중앙이 정해지면 몸의 정중앙에 위치한 하나의 척추에서도 오른 쪽 팔과 왼쪽 팔, 오른 쪽 다리와 왼쪽 다리를 가지듯 좌우를 구분짓게 된다.

이러한 기준은 척추를 중심으로 나뉜 팔다리의 움직임에 영향을 받지 않을 수 없다. 기능적으로 불균형이 가속화된다는 것은 앞서 얘기한대로 이미 가지고 있는 구조의 불균형뿐만 아니라 디스크의 이탈이라는 것처럼, 더 큰 영향을 미치게 한다. 구조의 균형이 깨진 좌우에서 반복적인 행위는 순수하게 앞으로만 또는 뒤로만 움직였다고 볼 수는 없는 일이다. '나는 비트는 동작을 한 적이 없어요!' 라고 말하지만, 몸속에서의 좌우식별력은 보이는 모습과 달리 보다 선명하게 뒤틀려 있다. 어느 한쪽으로 디스크가 밀려나고 또 어느 한쪽으로 수핵이 흘러나오게 하는 비뚠 나사못을 눈으론 볼 수 없지만, 척추 뼈 사이에서는 쉴 새 없이 디스크에 나사못을 박고 있는 것이다.

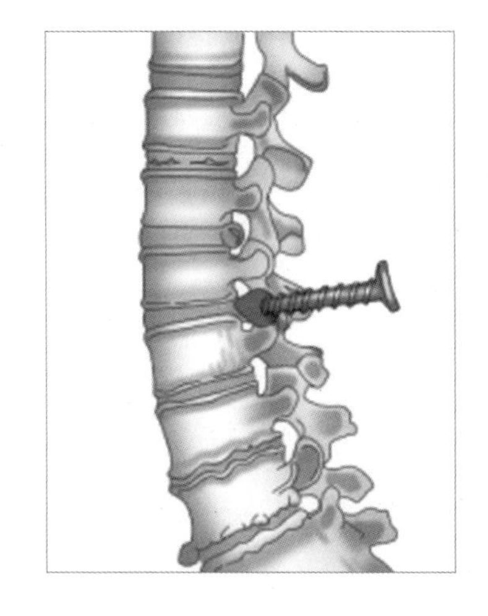

한계점에 다다른 오늘 아침, 세수를 하기위해 구부린 허리는 탱크가 아닌 개미의 힘만으로도 디스크는 무너질 수 있다. 작은 힘으로 이득을 내는 회전 움직임은 여러 모로 이로운 것이지만, 큰 상처를 입힐 수 있는 위험이기도 하다.

한 가지 덧붙이자면, 척추 뼈 사이의 디스크 붕괴는 결과이지 원인이 아니라는 것이다. 결과에 대한 미시적 관점은 피해자만을 만들뿐 가해자를 찾지 못하게 한다. 가해자는 머리부터 발끝까지 전체적 관점을 두려워할 것이다.

좌우 뒤틀림 속에서 작은 움직임일지라도 몸속 디스크는 탱크와 같은 힘을 받게 된다. 덧붙여, 이미 구조의 불균형이 자리 잡았다면, 그 좌우는 기능적 균형으로 극복할 수 있다.

# 3 통증 그 실체를 찾아

## 1 통증

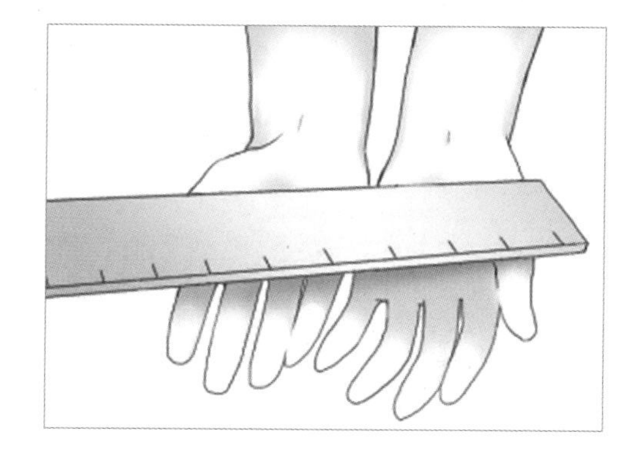

'죽어도 좋으니 아프지 않게 해주세요.' 통증은 이렇게 절박하다. 통증의 어원(포이나, poena)[10]은 벌(punishment)을 뜻하지만 죽음을 의미하는 것은 아니다. 왜냐하면, 통증의 또 다른 의미는 '살아있음으로 고통 받는 존재' 이기때문이다. 그러한 통증이 죽음을 들먹이게 한다.

통증의 관점은 단순히 몸에 국한된 말이 아니다. 통증은 살아있기 때문에 느끼는 몸의 감각 외, 감정 그리고 그것을 인식하는 경험이라 할 수 있다.

그래서 통증은 통증의 감각을 느껴야 하고 그에 따른 현저한 감정적 반응을 일으켜야 하며, 그리고 자신이 통증을 느끼고 있다는 것을 알아야 통증이 된다. 이 중 하나라도 빠져 있다면 통증이라 할 수 없다.

이는 또 다른 의미에서 개인적이다. 통증을 전달하는 감각신경의 반응도, 그것으로 인한 정서적 반응도, 또 통증이라고 인지하는 역치나 참을성도 받아들이는 개인에 따라

10) 로마 신화에서 포이나(Poena, Poine)는 응징의 의미이다. 네메시스(Nemesis)라는 여신이 주는 벌로써 라틴어 Poena는 영어식으로는 "pain(통증), punishment(처벌), penalty(벌칙)" 등으로 쓰인다.

모두 같을 수는 없는 일이 되기 때문이다.

그래서 통증은 지극히 주관적이고 개인적이다. 남에게 전달할 수 없는 일로 오직 자신만의 표현으로 가능한 일이며, 통증을 경험하는 당사자가 통증이라고 말할 때 그것만이 오로지 통증이 된다. 그렇게 통증은 누구나 말하는 보편성에서 내게만 있는 죽음을 들먹일 만큼의 가혹한 아픔이 된다.

그렇다고 하여 통증이 고통만을 주는 것은 아니다. 통증이 갖는 가치는 따로 있다. 통증은 생존본능같이 부상이나 죽음으로부터 피할 수 있게 한다. 통증이 찾아오면 몸은 비상상태에 돌입한다. 심장박동이 빨라지고 호흡도 빨라진다. 모든 혈액은 내부 장기보다는 그 바깥이라 할 수 있는 팔다리 쪽으로 이동한다. 근육은 수축하고 그로인해 관절은 뻣뻣하게 경직되어 손상 부위를 움직이지 못하도록 고정한다. 더 이상의 움직임은 손상만을 크게 할뿐이고 죽음에 이를 수도 있게 하기 때문이다. 그래서 통증은 우선 몸의 이상을 경고하는 반사적인 위급신호이며, 이어 부상에 대한 무언가의 조치를 취해야 한다는 인식이 더해지는 보호기전이 된다.

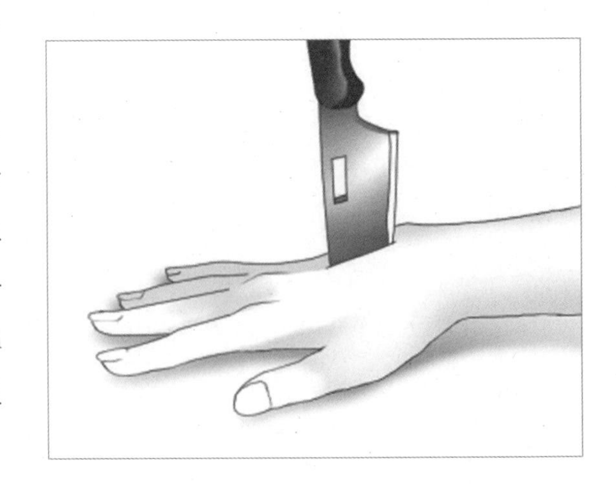

만일 이 같은 통증의 본래 기능에 문제가 발생한다면 어떻게 될까? 말초감각신경의 점진적인 기능상실로 인하여 신체적 통증을 느끼지 못하는 선천성 무통각증(congenital insensitivity to pain)[11]을 앓는다면 어떻게 될까?

11) 선천성 무통각증은 congenital analgia라고도 하며, 흔하지는 않지만 선천적으로 한 부위 또는 그 이상 신체적 통증을 느끼지 못한다. 흔히 입안 손상이나 뼈가 골절됐는데도 그 위험을 인식할 수 없다. 또한 문제에 대한 반응이 없기 때문에 이로 인한 심각한 손상에 노출이 되며 결국 조기 사망에 이르는 유전적 선천성 질환이다.

■

무엇보다 위험에 대한 몸의 보호반응이 사라진다. 갑작스런 통증에 대한 반사적 반응으로 회피하거나 움찔하는 행위조차도 없이 무방비로 상태로 위험에 노출되게 된다. 또한 선천성 무통각증은 자기 자신을 헤치기까지 한다. 밥을 먹으면서 혀를 씹기도 하고 눈알을 빽빽 긁기도 한다. 뼈가 부러진 줄 모르고 그 다리로 질질 끌며 덜렁덜렁 움직인다.

상상만으로도 끔찍한 광경이다. 통증을 느끼지 못하는 불행이 어쩌면 죽음보다 낫다 할 수는 없고, 죽을 만큼의 통증이 이보단 낫다 할 수 있을 것이다.

통증은 무조건 없애야 할 적이 아니다. 숙제를 하지 않아 손바닥을 맞는 회초리가 통증이다. 무엇을 잘못하였는가? 또 무엇을 가르치고 싶은가? 통증은 아픔이나 벌을 통해 잘못을 돌아보게 하는 오늘의 채찍이며, 또한 내일의 스승이기도 하다.

회초리를 맞은 손바닥이 붓고 화끈거릴 때, 비비고 찬물수건으로 통증을 쉽사리 없앨 수는 있지만, 왜 그 벌을 받았는지는 두고두고 경계하고 반성할 일이다.

## 2

# 만성통증

조직의 손상정도를 알고 그에 걸맞는 대처를 하는 것은 통증에서 매우 자연스런 일이다. 마치 마약성 진통제 모르핀(morphine)으로도 억제할 수 없을 만큼 강력하고 순간적인 통증이 언제 아팠냐는 듯 찰나의 순간에 자연스럽게 사라지기도 하는 것처럼 말이다.

언제, 어떻게 정강이에, 팔에 멍이 들었는지 모르게 파란 멍만이 흐릿하게 흔적을 남길 때가 많다. 언제 그랬지? 스치듯 강렬한 통증은 뒤늦게 상처로서만 남아 옅은 기억 속에 흩어져 버리기 때문에 이와 같은 통증은 그렇게 고통스런 일은 아니다.

통증이 문제가 되는 것은 즉각적이고 자동적이며 보호반응의 기능을 하는 급성통증이 아니다. 통증의 원인이 제거되고 시간이 흐르면 저절로 사라져야 할 통증이 버젓이 남아 일거수일투족에서 호시탐탐 기회를 노리며 다시 나타나는 통증이다.

'다친 곳이 나으면 통증은 사라진다.' 가 맞다. 우리를 괴롭히고 힘들게 하는 대부분의 통증은 여기에 속하지 않고, 다친 곳이 아물었음에도 불구하고 사라지지 않는 통증에 있다. 이때부터 신체적 통증이든, 심리적 고통이든, 또 그것이 신체 기관 자체의 통증이든, 심리적인 이유에서 온 신체의 통증이든 우리의 삶을 뒤죽박죽으로 혼란스럽게 만들어 놓는다.

순수했던 통증은 개인의 감정이나 삶속에서 지속적으로 덧대어지고 부풀려진다. 이러한 통증은 뿌연 안개 속을 거닐며 조금씩 스며들어 뾰족한 돌 조각으로 도려내고픈 그러한 통증이지만, 앞도 뒤도 옆도 보이지 않고 언제나 곁에 머물러 모호한 은유로써 벗어날 수 없는 통증이다.

이것을 만성통증이라 부른다. 통증을 구분할 때 지속시간에 따라 급성통증은 0~3개월, 그로부터 약 6개월까지를 아급성, 그리고 이 같은 통증이 6개월 이상 지속될 경우를 흔히 만성이라고 말하고 있다. 이는 얼핏 시간적, 객관적 개념만을 부각해 만성통증에 대한 오해를 불러일으키는 분류이기도 하다. 또한 이 같은 시간적 분류는 지금의 많은 치료법들이 만성통증에 대해 자연치유능력을 외치고 있는 근거가 되기도 한다.

통증은 앞서 말한 건강한 감각적 반응이지만 감정이라는 정서적 반응과 개인의 인식에 따라 시간적 과정은 무의미한 결정이 될 수도 있다.

표에서도 볼 수 있듯, 급성에는 통증만이 있지만, 아급성부터는 통증과 더불어 움직임에 대한 두려움, 불면증 등이 나타나며, 만성일 때는 약에 의한 중독, 우울, 위축, 체중증가, 성생활의 변화 등 일상생활 전반에 걸쳐 영향을 주는 군더더기로 이어지고 확장해 간다.

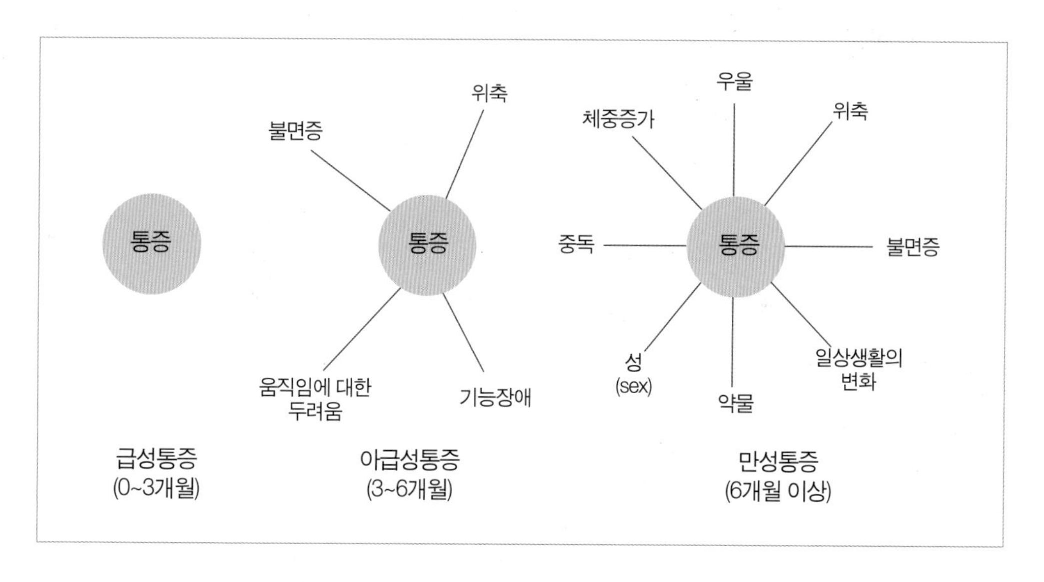


덧붙여, 이 같은 만성통증의 방치는 정상적 노화로 인한 10년, 20년 동안 겪는 뇌의 퇴행과 맞먹을 정도의 뇌 위축손상을 보고한 연구결과도 있다(A. Vania Apkarian)[12].

이로써 만성통증은 지극히 개인적이고 이질적인 나만의 통증이 되고 만다. 통증이 시

12) 미국 노스웨스턴대학 생리학 교수 바니아 압카리안 박사는 '신경과학 저널' 에 발표한 보고서에서 만성요통이 오래갈수록 뇌의 회백질의 용량이 점점 줄어든다고 밝혔다. 또한 '만성통증과 감성적 뇌....' 라는 연구에서 '부상 그 자체로는 계속되는 통증을 설명하기에 충분치 않다. 뇌의 상태와 함께 결합된 부상이 관련이 있다.' 고 하여 통증이 단순히 통증부위에 국한하지 않는다는 말을 하고 있다.

작한 이례 일상의 곳곳에 통증의 잔해들이 스며들게 되었다. 단순한 통증으로 시작했지만 그것들은 때때로 독립된 개체로써 통증을 앓는 그 사람만의 생활에 더 큰 영향을 주기도 한다.

통증은 시간 즉, 객관적 의미로써 세월이 약이 된다거나 세월이 흐르면 만성이 된다는 말은 이제 통증에게는 어울리지 않는 말일 수 있다. 시간과 관계없이 통증의 잔해는 개인에게서 만큼은 특별하기 때문이다.

이와 같은 만성통증에 대한 치료라면 객관성과 보편성과는 거리를 두고 획일적 치료와는 멀어질 수밖에 없다. 또한 동일한 질환이나 다른 증상으로 비롯된 통증이라 할지라도 어느 누구도 통증의 정도와 치료법은 서로 같지 않으므로 그 사람만이 갖는 유일한 통증과 문제로써 눈여겨봐야 하는 것은 당연한 일이다. 그것이 몇 주건, 몇 달이 됐던 간에 또 어떤 질환이든 상관없이 말이다.

'만성은 치료하기가 어렵다.' 는 뜻에는 서로 같지 않은 개인이 있고 그 개인의 각기 다른 삶이 있어서 일 것이다.

"질병을 가장 정확히 판단하려면, 가장 건강하게 아프려면 은유를 없애야 하며 은유적으로 생각하지 말아야 한다."라고 수전 손택(Susan Sontag)[13]은 말한다. 그러나 은유란 지극히 개인적이다. 만성통증은 그 은유를 몸과 마음에 담고 있다.

개인과 그 개인만이 갖는 일상에서 모든 것의 변화가 만성통증을 치료하는 시작이 된다. 왜냐하면, 통증의 원인이 사라져도 개인과 여전한 일상이 만성통증의 잔해를 기억하고 있기 때문이다.

13) 수전 손택(1933,1,16~2004,12,28)은 미국의 비평가-작가로서 문화 · 예술 · 의료 · 정치 등 다방면에 걸쳐 예리한 분석과 비판으로 주목을 받았던 작가이다. 그녀의 대표작 '은유로서의 질병' 이라는 책에서 에이즈나 결핵이 천벌이며, 예술가 병이라는 은유적 접근이 질병을 바로 이해하는데 걸림돌이었으며, 이 은유적 사고를 없애야 한다고 주장하였다.

3

## 순수한 급성통증

순수하다는 말처럼 원론적인 공격을 받을 만한 단어도 없다. 순수하다는 말은 특히 몸에게는 어울리지 않는다. 내 몸만은 아닐 꺼라 말하지만, 자신이 인식하지 못하는 사이에 조금씩 변해버린 어느 순간 '내가 왜 이러지, 내게 왜' 하며 날벼락 맞은 듯 몸을 부여잡고 소리치기 전까지 몸의 이상을 쉽사리 알아채지 못하기 때문이다.

뇌의 지각없이 작고 사소한 일들로 인해 몸은 조금씩 상처받고 그 상처의 적응 속에서 살아가고 있다. 이러한 상처가 도드라져 의식에게 알리기 전까지 몸은 대수롭지 않게 넘어간다.

특히, 중력이라는 힘의 무게가 상처를 주는 환경적 요인이 된다. 환경은 몸의 내부와 외부환경으로 동등한 것처럼 나눠지지만, 물리적 측면에서 내 몸이 자리한 만큼만을 빼고는 모두 외부환경에 치우쳐 있다.

내가 한 발짝 다가서면 이내 그 공간을 중력적 외부환경이 차지하고 어느새 나를 짓누르고 있다. 언제나 지금의 몸은 이 넓은 세상 한 가운데 덩그러니 서 있는 몸이었다. 세상이 차지하는 범위에 비해 아주 작은 몸짓이지만 버젓이 서서 중력쯤은 의식 없이 적응하고 문제없이 외부환경을 헤쳐 나가며 하루하루를 살아가기도 한다.

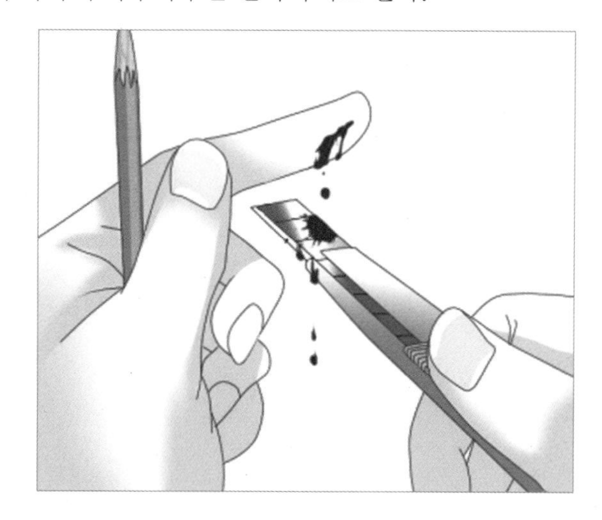

그러나 이렇듯 의식하지 않아도 될 정도의 환경이 거대한 무게로 다가 올 때가 있다. 통증이다. 움직임 하나하나가 중력의 무게를 줄이려 안간힘을 쓰게 만든다. 진땀이 나는 그러한 움직임을 흔히 급성통증(acute pain)이라 한다. 급성통증은 연필을 깎다 가 손가락을 베인 것처럼 무던한 감각에 새로운 자극이라 그런지 통증은 대단하다. 이때의 통증정도는 극심한 통증(severe pain)이라고 해서 통념상 급성통증과 함께 쓰여 지며 이를 순수한 또는 진성 급성통증이라고 한다.

칼로 베인 손가락에 빨간 약을 바르고 반창고를 감고 그렇게 지내다보면, 어느새 빨간 속살이 드러나고 이내 상처의 흔적조차 찾기 힘들어지기 마련이다. 이처럼 생채기 같은 상처가 아물면 급하고 극심한 통증도 사라진다. 급성통증은 손상시점과 함께 가장 강력하게 느껴지는 감각이지만, 또 쉽게 진정이 되는 통증이다.

그러나 의식적으로 받아들여지지 못한 일상의 행위들 속에 그림자처럼 스며든 상처의 일부가 몸속으로 쌓이고 적응하여 그것의 한계치로써 지금 이 순간 극심한 통증을 드러낸 것이라면 그것 또한 전에 경험한 것이 아닌 새로운 자극이니 급성통증이라 해야 할까?

어제까지 뻐근한 정도였던 몸이 변해버렸다. 목이, 허리가, 어깨를 조금이라도 움직이려 한다면 엄청난 통증에 숨쉬기조차 조심스러워진다. 급성통증처럼 칼로 벤 적도 없었다. 그저 어느 날 갑자기 찾아 온 통증이 이제 모든 움직임들을 날카롭게 지적할 뿐이다.

끔찍한 통증 앞에선 환자도 치료하는 사람도 온통 통증을 잠재울 수만 있다면 무엇이라도 하려 든다. 굿이라도 원한다면, 작두라도 마다하지 않을 것이다. 굿이 통하였을까? 심한 통증은 쉽게 진정이 되기도 한다. '이 정도면 살만해', '이 정도면 거의 괜찮으니, 조심하시고 무리하지 마세요.' 한다. 뭐가 괜찮은 것이고, 어떻게 조심하라는 것인가?

베인 상처에 빨간 속살이 돋아 아물었으니 괜찮은 것인가? 또 베이지 않도록 조심하라는 것인데, 무엇에 베였는지는 모른다. 모호한 원인들 속에 통증의 진정만으로 모든 것이 제자리를 찾은 듯 말한다.

만일 이 같은 급성통증이 나도 모르게 몸이 갖는 만성적 한계에 닿아 이미 닳고 닳아 터져버린 결과라면, 처음부터 순수한 급성통증은 존재하지 않았던 것이다. 다만 통증의 정도인 극심한 통증만이 존재했을 뿐이고, 위와 같은 통증조절 치료는 원인 없이 극심한 통증이라는 결과만을 잠재웠을 뿐이다.

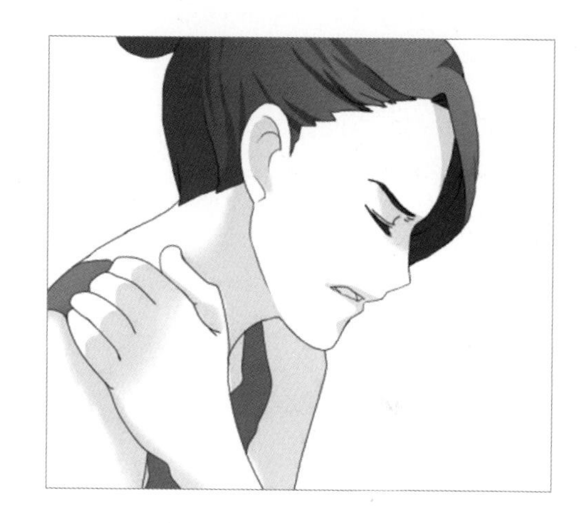

극심한 통증아래 감춰진 순수한 급성 통증의 시작과 원인은 어디에 있었을까? '이러다 말았는데, 뻐근한 정도였는데' 이 처럼 작은 소리들에 묻혀 순수했던 급성통증은 숨겨졌고 미쳐 눈치 채지 못한 많은 시간들이 쌓여 극심한 통증을 불러 일으켰다.

칼에 벤 상처가 아니라면 목, 허리, 어깨, 무릎의 순수한 급성통증의 원인은 적응이라는 생활에 숨어 오늘 아침, 지금 이 순간에도 극심한 통증을 결과로서 보여 줄 것이다. 순수, 그 때 묻은 왜곡을 병원, 치료사가 닦아 낼 수 있을까? 아님, 환자 자신이 닦아 내야 할까?

급성이라는 말 속에 숨어 있는 만성적인 일상의 원인을 간과한다면 일시적 통증만 사라졌을 뿐. 언제고 그 통증은 다시 몸을 공격할 것이다. 오늘 아침 목이 돌아가지 않는 것은 어제의 잠자리가 아닌 어제의 일상에 있었다.

4

## 근육의 속성, 통증으로 찾다.

근육은 크게 의식과 무의식적 성질로 구분할 수 있다. 예를 들어 몸매를 가꾸는 운동은 의식적이다. '알통을 키워야지!' 또는 '두툼한 가슴을 만들어야지!', '이 배는 언제 들어가는 거야!' 하며 특별한 관심을 갖고 단련하는 근육은 의식적이다.

멋진 몸매의 브로마이드를 걸어 놓고 원하는 이미지를 내 알통에, 가슴에, 배에 새긴다. 힘들인 만큼 조각과 같은 몸매는 쉬이 내 몸에 새겨지지 못하여 걱정과 짜증스럽게 하는 의식도 만들어내기도 하지만 말이다.

또 다른 한편의 근육은 대부분 아무 생각 없이 움직인다. 식당에 걸어가고 청소를 하고 버스를 타더라도 '근육아 구부려야지!, 힘 빼야지!, 네가 움직여야 할 수 있는 거야!' 하며 소소한 관심을 주지 않아도 머릿속으로 정해진 목표를 향해 근육은 알아서 움직인다.

더군다나 컴퓨터 자판을 두드리며 뒷목과 어깨가 뻐근해지고 끊어질듯 팽팽한 허리의 긴장감으로 오래 앉아 있을 수 없게 되고 조금만 걸어도 묵직하고 무거운 다리를 가질 때조차도 몇 번 두드리고 마는 이 같은 근육은 큰 관심꺼리가 되지 못한다.

몸에 밴 근육들의 익숙함은 매순간 움직임에 대해서 의식적으로 생각할 필요가 없다. 저절로 이뤄지는 기계적 행위의 부속품 중 하나로서 무의식적이다. 이처럼 단련을 위한 특수한 상황이 아니고서는 근육은 순종과 헌신 그리고 무의식의 수레바퀴로 굴러가고 있는 것처럼 보인다.

하지만 그 익숙한 상황에 일침을 가하는 경우도 있다. 바로 통증이다. 통증은 돌연 근육을 모든 긴장과 집중의 의식단계로 돌아서 버리게 한다. 특정 근육의 단련과 달리 몸 구석구석, 모든 행위자체가 식은 땀 나는 의식으로 곤두서게 만든다. 긴장과 집중으로 어색해진 몸짓은 과거의 의식하지 않았던 일상의 동작을 송두리채 바꿔버린다.

'아차' 하는 통증의 빌미를 제공한 몸짓은 그대로 멈춘 채 오로지 통증이 가라앉기만을 기다리게 한다. 한 번의 실수로 경험한 엄청난 통증에 대한 두려움은 익숙했던 일상의 동작을 제한하고 통증을 유발하는 움직임의 범위를 촘촘히 정하여 모든 행동들을 살

얼음판 위를 걷게 한다.

예전의 동작들은 통증으로부터 벗어나고자 하는 회피적 행위와 서로 충돌을 피하려 한다. 이제 모든 일상이 새롭게 바뀌어버렸다. 머리를 감고 의자에서 일어나고 차에 타는 행위에 뾰족한 철조망이 둘러쳐져 있다. 잘못을 꾸짖는 채찍처럼 근육은 철조망 안에서 변하고 달라져야 한다. 작은 몸짓 하나에도 의식이 깃들여 있어야 한다.

사실, 의식적이라고 하여 모든 근육에게 명령할 수 있는 것은 아니다. 가령 아령을 들고 알통을 만들지만 근육의 수축과 신장을 정확하게 명령할 수도 없다. 또한 아령을 들고 있는 자세가 서있거나 앉아서 했느냐에 따라 변하지만 이를 의식할 수는 없다.

근육의 의식적 사용은 다수의 습관적 행위에 기초하며 항상 이 둘은 아령을 드는 작은 일부터 자세에 이르기까지 전체로써 작용을 한다.

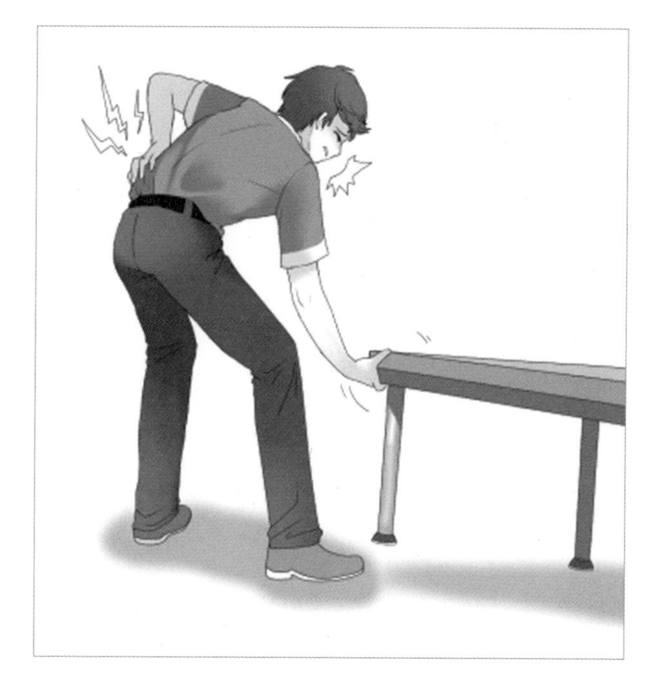

하지만 무관심 속에서의 습관적 행위의 만연은 근육의 의식적 조절마저 잃게 만드는 폭군이 되기도 한다. 몸은 언제까지고 다리를 구부리지 않고 허리를 구부리는 만행을 가만히 지켜보고만 있지는 않을 것이다. 그래서 쓰지 않아 무의식에게 다 내주었던 의식을 가장 생생하고 지독한 통증으로 '정신차려!' 한다. 관심 없이 버려졌던 의식적 근육의 속성을 통증으로 깨우는 것이다.

■

근육은 의식의 문(門), 무의식의 문(門) 두 가지 소통방법을 가지고 있다. 자동화되고 무의식화된 문만을 열고 닫는다면, 의식의 문은 닫혀 벽과 같이 단절될 것이다. 벽을 허물 유일한 방법은 따끔한 회초리 뿐이다. 아픔으로 움직임을 의식하고 제한한다. 또 그 제한된 움직임은 바른 자세를 일깨워주기도 한다.

## 5

## 반사(Reflex) I

예상치 못한 위급한 상황에서 몸이 갖는 두려움은 즉각적 반응으로 대처하여 그 상황으로부터 피하게 한다. 무의식적으로 뜨거운 물체를 손으로 만질 때, 날아오는 물체에 무의식적으로 눈을 감을 때처럼 몸은 갑작스런 충격으로부터 멀어지고 회피하려 한다.

아무리 이성과 학습을 통해 숙련된 행위일지라도 위험한 상황에서는 반사적 행위가 언제나 우세하게 나타난다. 몸 전체를 타고 흐르는 전기적 충격처럼 순간적으로 거침없이 튀어나온다.

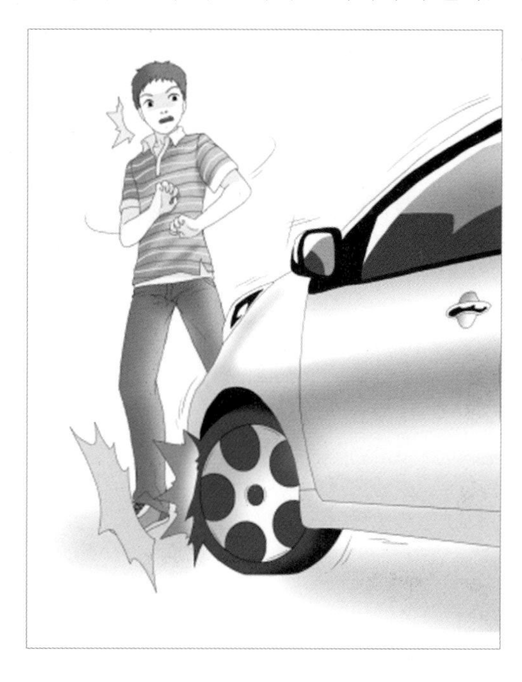

이것이 '반사' 라는 원초적이고 원시적인 행위이다. 발을 헛딛어도 넘어지지 않고, 넘어진다 하더라도 손을 뻗어 몸을 보호하게 한다. 이렇게 의도하지 않은 현상인 '반사' 는 다치더라도 최소의 손상으로 몸을 지켜내고 있다. 이 같은 보호적 '반사' 행위는 뇌의 발달과 함께 의도된 행위 속에서 공존하며 살아가고 있다. 미리 준비된 것처럼 자동적으로 나타났다 그 위험이 사라지는 동시에 없어지는 편리한 무의식적 행위이기도 하다.

한편 뇌의 이상이 생길 때 쉽게 사라지지 않는 '반사' 도 존재한다. 주로 뇌의 손상 후 흔히 볼 수 있는 한 쪽의 마비(마비된 측의 팔이 구부러지고, 다리는 펴게 되는)나 의도하지 않은 떨림, 그리고 바빈스키 징후[14] 등 병원에서는 이를 병리적 반사(pathologic

14) 바빈스키 징후(Babinski' s sign) - 생후 2세 전까지 나타나는 반사로, 2세 이후 나타난다면 뇌와 척수를 연결하는 신경 로의 이상을 의심할 수 있다. 발바닥을 문지르면 엄지발가락이 발등 쪽으로 펴지고 다른 네 발가락은 부채 살처럼 펼쳐지는 병리적 반사.

reflex)라 하여 뇌 손상의 결과로 나타나는 반사가 그것이다.

이러한 병리적 반사는 뇌 손상 후 나타난다는 점에서 일상의 위험에 대한 즉각적인 보호반사와는 다소 차이가 있다. 뇌의 손상은 반사 조절에 문제가 생긴 것으로 걷잡을 수 없이 막무가내로 나타난다. 왜냐하면, 모든 병리적 반사는 운동학습능력이 미성숙했던 아주 어릴 적 경험에서 비롯된 반응들이기 때문에 그러하다. 즉, 성장해 가면서 뇌의 성숙과 더불어 운동학습을 통해 이러한 투박하고 어색한 행위들이 섬세해지고 자연스럽게 다듬어졌다. 이것을 반사의 통합[15]이라 하여 지금의 자연스런 움직임을 가능하게 했던 것이다. 반사의 통합이라는 과정을 겪은 결과물이 해체됐을 때 병리적 반사가 드러나게 된다.

바꿔 말하면, 지금의 자연스런 행위는 투박하고 어색한 원시상태의 몸에 기고 걷고 넘어지고 뛰는 등의 반복적 학습을 통해 뇌에, 몸에 덮어 쓴 것이 된다. 태어나서 새롭게 뇌와 몸에 기억하고 있는 것은 원시적 반사를 밑바탕에 두고 켜켜이 쌓인 것이다. 그래서 뇌의 손상은 새롭게 기억된 것들을 망각되게 하고 투박하고 어색한 원시상태의 반사가 처음 그랬던 것처럼 몸에 다시 나타나게 되는 것이다. 손상은 나중에 배운 것들에 대한 응징이다. 뇌와 몸이 발달하고 성장하면서 습득한 세련된 것들을 잃어버리고 갓난아기의 원시적 모습으로 돌아 간 것이 병리적 반사라 볼 수 있다. 뇌의 손상으로 나이는 60, 70세이지만 갓난아기의 원시적 몸을 다시 갖게 된 것이다.

그렇다고 하여 이러한 병리적 반사 또한 병적이고 몸에 절망만을 안겨 주는 것이라 말할 수는 없다. 일상의 반사처럼 최소한의 몸의 보호일 수 있고 갓난아기의 몸처럼 새롭게 행위를 만들어가는 출발점으로 볼 수도 있다.

15) 반사의 통합 - 고등동물의 행동은 신경계의 통합적인 작용 결과이기 때문에 각 반사를 단순히 합친 것이 아니며 각각의 수많은 반사행동의 통합적 표현으로서, 유전적이며 판에 박힌 반응이 아니라 상황에 대한 신축성 있게 적응하는 반응이라 할 수 있다. 따라서 여러 가지 자동적 · 무조건적 반사행동은 새로운 자극에 따라 변화되거나 적응될 수 있다. 동물의 행동은 고정되고 선천적인 반사궁에만 제한되지 않고 자극에 대한 경험과 노출에 의해 무한히 수정될 수 있다.

■

위협적인 것에 대한 일상의 반사나 뇌 손상 후 원하지 않는 병리적 반사 행위는 야수와 같지만, 그것으로부터 몸은 시작되었고 그것으로 몸은 살아가고 있다고 해도 과언이 아니다.

머리는 오만가지 잡동사니에 신경을 곤두세우고 있다. 머리가 몸에게 신경 쓸 겨를이 없을 때 반사는 오직 몸만을 생각한다. 반사는 상처를 입힐 만큼의 위협이든, 상처를 입고 난 뒤에도 살아있는 내내 몸을 지키며 사라지지 않는 몸의 파수꾼이다.

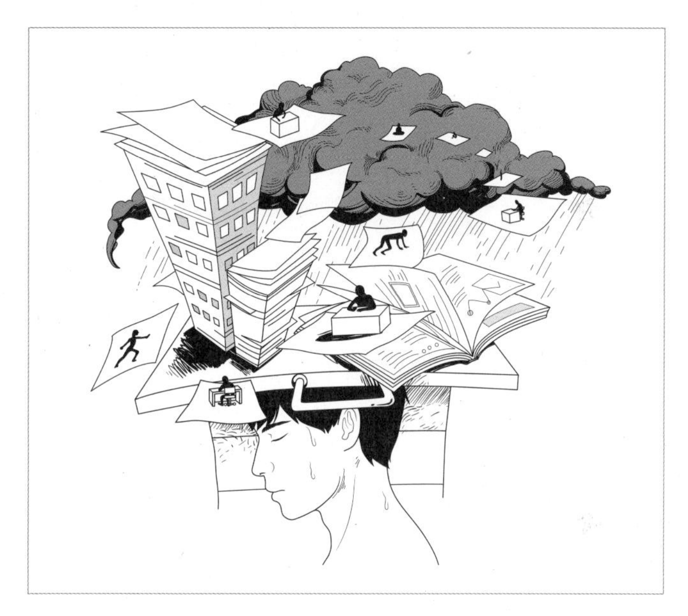

'반사'란 처음의 '나'였으며, 마지막 '나'이다.

## 6

## 반사 II(통증으로부터의 과잉반응)

물체가 뜨겁다 생각된 듯 재빠르게 놓아버리지만, 손은 그다지 큰 상처를 입지 않는다. 때때로 몸의 반사적 행위는 그 위험성보다 더 큰 반응을 일으킬 때가 많다. 특히, 통증이 그러하다. '뜨겁다' 라는 통증의 실제 감각으로 호들갑을 떨지만, 놓아버려 깨진 그릇이 아까울 때가 종종 있다.

사람마다 반응의 역치가 다를 수는 있지만, 위협적이고 낯설고 처음이라는 통증 자극에 대해서는 보편적으로 과도하게 나타나는 게 정상적이다. 위험에 대한 무의식적 반응이건 낯선 통증이라는 인지에 의해서건 간에 이러한 과잉반사는 필요 이상의 반응처럼 보인다.

통증에 적응할수록 통증을 피하려는 보호 반사적 반응은 현저히 낮춰지고 시간이 흐를수록 통증을 무시하고자 하는 것은 커지게 된다. 하지만 통증에 대한 적응의 방식은 이와 달리 지극히 개인적이고 그 개인의 전체적이라는 문제를 낳기도 한다.

개인에 따라 통증에 대해 매우 민감하게 반응하여 전신에 걸친 긴장이 증폭되기도 하는데 특히, 다리손상의 경우가 그러하다. 발목 손상은 통증 자극을 벗어나기 위해 필요한 것보다 과장된 긴장 반응으로 온몸을 뒤틀리게 한다. 내딛는 한발 한발마다 공포에 가까운 통증은 그 실제적 감각보다 몇 배로 커져 얼굴을 찡그리고 온 몸을 비틀고 숨소리조차 조심스럽게 움츠린 걸음을 걷게 한다. 이처럼 지속되는 발목 통증으로부터의 회피반응은 정상적인 자세를 왜곡시키기에 충분하다.

흔히 목, 허리, 무릎의 통증이 '어느 날 갑자기' 생긴 것이라고 말하고 있지만 또는 정말 갑작스런 손상이 발생했다지만, 평상 시 몸의 반응과 통증의 치유과정에서 이러한 몸의 왜곡을 쉽사리 알아채지 못하고 있다. 통증이라는 강력한 두려움이 온몸을 떨게 하지만, 그래서 통증만을 진정시키려 안간힘을 쓰지만, 곳곳에 자리한 과잉반응은 통증이 사라져도 여전히 남아 있다는 것을 잊곤 한다.

통증이라는 의식에 가려진 충격과 긴장은 머리부터 발끝까지 무의식적 기억으로서 몸에 남아 있게 된다. 목과 허리, 무릎 등의 단일 부위의 손상이라도 오랜 시간 유지됨으로써 단순한 목, 허리, 무릎만의 문제가 아닌 격렬한 몸짓으로 전신에 굳어지게 된다.

이러한 과잉반응으로 기억된 뒤틀린 몸은 다음 손상을 대비하는 것처럼 보이지만, 뻣뻣하고 팽팽하게 방어적인 행동을 취하는 왜곡된 자세는 다음에 있을 자극에 대한 최적의 반응을 이끌어내지 못한다. 과거에 집착하여 상대적으로 작은 통증에도 과도하게 반응하고 그 반응은 더욱더 왜곡된 자세를 부축이게 한다.

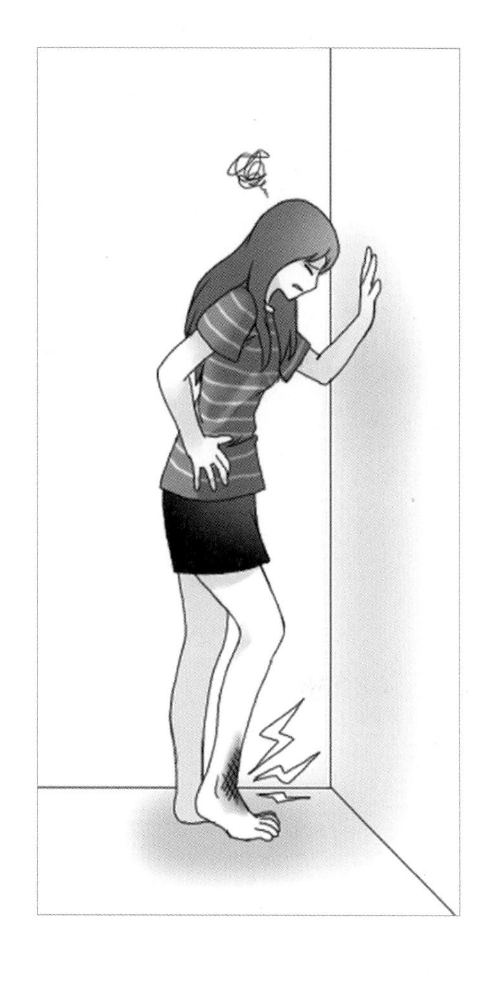

그래서 통증치료는 통증과 통증부위에만 국한되어 머물러 있어서는 안 될 일이다. 통증치료는 회피의 과잉반응을 없애고 자극으로부터 신축성 있게 받아들이고 수긍하는 정상적인 반응을 경험하도록 이끄는 치료의 확장이 필요하다. 단순한 손상 부위만이 아닌 머리부터 발끝에 이르는 전체적 형상을 그려야 한다.

이 같은 시야로써 반사란 선천적인 반사궁에만 제한되지 않고 자극에 대한 경험과 노출에 의해 무한히 수정될 수 있다는 점에 유념해야 한다. 반사란 단지 방어와 보호로써 그리고 손상 후 나타나는 병적인 현상으로 고정돼 있는 것만은 아니기 때문에 여러 상황과 새로운 자극이 과잉통증 반응으로 왜곡된 자세를 변화시키고 정상적인 적응을 이끌 낼 수 있다. 이것이 반사의 또 다른 가치다.

참고로, 반사로 굳어진 몸에 새로운 변화가 정상적인 반응을 이끌어 낼 단서가 되

■

며, 이러한 시작은 내 몸을 관찰하는 마음에서 비롯될 것이다. 마음이 다른 무언가를 느낄 때, 몸은 다르게 움직이기 시작한다. 이것이 통증으로부터의 과잉반응이 주는 교훈이다.

이제 만성적으로 고통 받고 있는 몸은 팔과 다리에 새로운 자극을 줄 마음을 가져야 할 때가 되었다.

반사란 단일 부위의 자극에 전신이 무의식적으로 반응하는 것이다. 그렇기 때문에 단일 부위의 자극이 몸에 어떻게 기억될지는 아무도 모른다. 분명한 것은 몸에 기억된 반응은 저절로 사라지지 않는다는 것이며, 새로운 자극으로의 반응과 의식적 관찰(마음)만이 왜곡된 자세를 정상으로 변화시킬 수 있다는 것이다.

# 〉〉〉4 팔다리가 고생해야 하는 이유

## 1

## 안는 사랑, 차는 이별

몸은 넓고 움직임도 없이 예민한 등도 있지만, 긴 지렛대를 이용하여 움직임만을 목적으로 하는 팔과 다리도 있다. 손은 대뇌의 의지에 따라 움직인다. 머리가 원하면 뻗어 움켜쥐고 구부려 몸에 가까이 하려는 두 팔을 갖고 있다. 또 이를 만족시키기 위해 어디든 달려가는 튼실한 두 다리도 있어야 한다.

손과 팔은 생각의 지시에 따라 움켜쥐고 끌어안아 기어코 내 것으로 취하는 역할을 한다. 그렇기에 손과 팔은 기능적으로 최종단계인 안는 것을 목적으로 한다. 그와 같은 예로써 알통을 만드는 일은 팔에겐 쉬운 일이다. 알통은 팔꿈치를 구부리게 하는 주요 근육으로서 이두박근(위팔두갈래근)이 작용하며, 어렵지 않게 단련이 가능하다. 이와 달리 알통 뒤쪽에 있는 삼두박근(위팔세갈래근)이라는 근육은 꾸준한 운동을 하지 않는 한 앞쪽의 알통처럼 불끈 나오게 하는 것이 쉽지 않다.

팔의 안는 기능과는 반대적 기능을 하는 삼두박근은 팔을 뻗고 펴는데 사용되는 근육이기 때문에 이두박근에 비해 상대적으로 약하다. 혹 일상에서 팔을 펴는 이유는 멀리 있는 것에 대해 내 쪽으로 구부려 가져오기 위한 거리적 과정에 불과할 뿐 큰 힘을 낼 필요는 없다. 그래서 펴는데 관여하는 삼두박근은 구부리는 이두박근의 힘을 결코 이길 수 없다.

단련이 쉽고 기능적으로 우세하다는 것은 숨 쉬고 빨고, 삼키고, 배설하는 생존에 필요한 행위처럼 이미 태어날 때부터 정해지고 빠른 운동기술을 습득할 수 있다는 의미와 같다. 같은 말로 살아가는 내내 그와 같은 기능은 더욱 단련되고 남아 죽음에 이르는 마지막 순간까지도 지키게 될 것이다.

본능[16)]적 욕망의 측면에서 손과 팔의 안는 기능은 더욱 극명하게 드러난다. 누군가 와락 안을 때 뿌리치질 못한다. 끌어안은 힘이 더 세서도 아니고 뿌리치고자하는 힘이 약해서도 아니다. 이것은 힘의 세기를 의미하기보다는 손과 팔이 갖는 본능적 욕망이 더해짐으로써 더욱 강렬한 안는 힘을 발휘하기 때문이다. 즉, 밀치는 것이 어색한 손과 팔은 누군가가 갖고자하는 본능을 감당할 수는 없다는 것이다. 그래서 끝없이 안는 사랑 앞에서 닫힌 마음이 무너지게 하는지도 모르겠다.

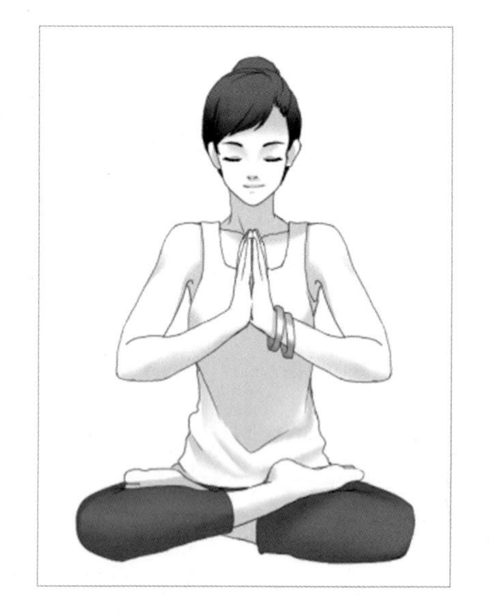

좋든, 싫든 간에 일단은 내 것으로 취하는 욕심이 손과 팔이다. 두 손을 모아 합장하고 기도하는 하는 것이 종교적으로 어떤 의미일까? 두 손을 맞잡아 또 다른 어떤 것도 잡지 못하게 하는 스스로의 억제적 행위일수도 있지 않을까! 합장한 손은 사랑을 넘어 집착으로 움켜쥐는 손과 팔의 본능적 욕망을 경계하는 것은 아닐까 하는 생각이 든다.

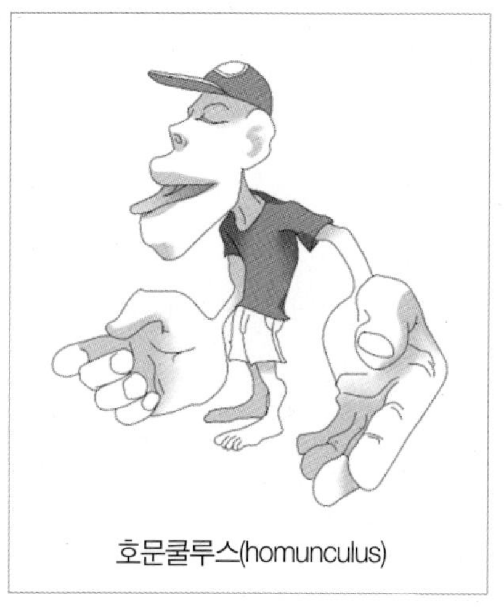
호문쿨루스(homunculus)

반면, 손이나 팔과 달리 발과 다리는 무딘 감

16) 본능 - 학습이나 경험에 의하지 않고 동물이 세상에 태어나면서부터 이미 갖추고 있는 행동 양식이나 능력

각과 오롯이 서있는 탑의 밑동처럼 꾸밈도 없고 끌어안는 손과 팔처럼 욕심도 없어 보인다. 호문쿨루스(homunculus)[17] 그림에서 볼 수 있듯, 발과 다리는 머리와 혀 그리고 손에 비해 그 감각과 운동기능은 왜소해 보인다. 손에 비해 발과 다리는 대뇌를 크게 자극하지도 운동을 일으키지도 못한다. 좀 더 쉽게 얘기하면, 1개의 신경이 10개의 근육 가닥을 지배하는 손의 조절력과 달리 발과 다리는 1개의 신경으로 1,000개의 근육 가닥과 연결되어 있어 세밀하지 못하고 단순하고 무딘 움직임을 가지게 된다는 것이다. 일상적으로 생각해 보아도 손만큼의 섬세하고 복잡한 기능을 발과 다리에서는 찾아볼 수 없다. 그래서 떨어지는 낙엽마저 잡을 수 있는 손과 달리 발은 쌓인 낙엽을 밟고도 의식하지 못하고 우두하니 서있다.

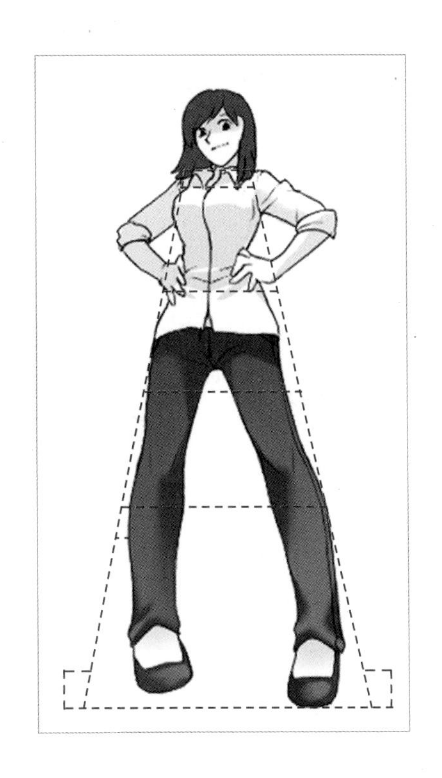

때로는 냉정하고 투박하기까지 한 움직임으로 발과 다리를 표현하곤 한다. "그 사람한테 차였어?", "아니, 내가 찼어!" 하며 사랑했던 사람과의 헤어짐에 대해 매몰찬 단절과 함께 마지막 자존심을 세우려는 듯 '찼다' 라는 말을 쓴다. 내게서 짓밟히고 멀리 버릴 때, 발과 다리의 기능을 되 내 인다. 발과 다리가 단절의 의미로써 딛고

17) 호문쿨루스(homunculus) - 라틴어로 '작은 인간' 이라는 뜻이다. 뇌가 기능적인 면에서 조직화된다는 것을 발견하고 이것을 신체부분들이 실제의 크기가 아니라 감각의 지배정도와 숙련된 동작을 담당하는 비율에 따라 크기를 달리하여 그려진 그림이다. 즉, 뇌에서 몸의 각 부분이 차지하고 있는 면적을 사람의 형태로 복원했을 때 이상하게 생긴 난쟁이(homunculus)가 된다. 머리와 손이 크고 이외의 부위가 작은 인형의 그림을 호문쿨루스라 한다. 또한 뇌의 영역은 감각과 운동을 담당하는 영역으로 나누는데, 호문쿨루스도 감각 호문쿨루스, 운동 호문쿨루스로 구분할 수 있지만 감각 호문쿨루스에서 손이 좀 더 큰 것을 제외하면 형태상 큰 차이가 없는 편이다.

■

일어서듯, 차고 뻗는 기능을 위해 다리는 태어났다. 조작하는 손에 비해 앉고, 서고, 걷고, 뛰기까지 발과 다리의 투박한 기능은 비록 많은 시간이 걸리지만, 땅을 박차고 일어선 뒤 발과 다리는 거칠것 없이 단호하다.

우리네 안는 사랑과 차는 이별은 팔과 다리의 그 기능과 너무도 닮아 있다.

본능적으로 팔은 안고 구부리는 기능을, 다리는 차고 펴는 기능을 한다.

2

## 역학적 벌

'잘못하거나 죄를 지은 사람에게 주는 고통' 또는 '행위를 금지하기 위해서, 또는 습관을 파기하기 위하여 주는 불쾌한 자극' 이 '벌' 의 사전적 의미다.

숙제를 하지 않아, 준비물을 깜박해 '저기 가서, 손들고 있어!' 하는 선생님의 말씀에 수업 내내 꼼지락대며 힘들고 지루한 시간을 보낸 벌의 경험을 회상할 수 있다.

요즘엔 '사랑의 매는 없다(앨리스 밀러).' [18]며, 체벌에 대한 부정적 측면만을 강조하고 있지만 오래전 경험한 사람들에게선 이 같은 벌은 향수가 되곤 한다.

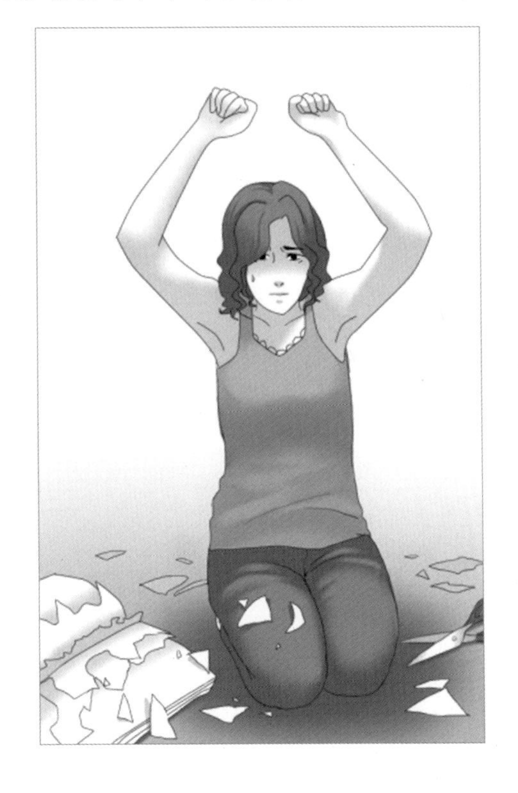

통증(pain)의 어원도 벌의 의미이다. 통증의 어원인 '포이나(poena)' 는 통증(pain), 처벌(punishment), 형벌(penalty) 등의 뜻을 품고 있다.

살아있음으로 인해 고통 받는 존재라는 철학적 의미의 포이나는 다소 우리 일상생활과 동떨어져 있는 것처럼 보이지만, 숙제나 준비물에 대한 경고로서 육체적 고통의 벌은 잘못에 대한 반성과 느슨해졌던 마음을 가다듬고 바로잡아 살아가는데 어느 정도의 채찍 역할을 했음을 부인할 수는 없다. 벌은 힘들어야하고 고통스러울 때 제 기능을 한다. 또 그 고통이 심할수록 후회와 반성은 커지고 두 번 다시

18) 앨리스 밀러(Alice Miller)가 쓴 '사랑의 매는 없다' 에서는 아동의 학대와 체벌이 궁극에 비이성적 사회를 만들어낼 수 있다고 강조하고 있다. "'다 너 잘 되라' 는 뜻에서 모욕과 고통을 되풀이하면, 경우에 따라서 아이는 그 말을 평생 믿게 된다. 또 그 아이가 어른이 되면 똑 같이 아이를 학대하면서도 자식을 훌륭히 키우고 있다고 굳게 믿는다."라고 하여 체벌을 당연시 하는 전통적 교육관을 비판하고 있다.

■

이와 같은 실수를 반복하지 않으려 다짐하게 한다.

'저기 가서 무릎 꿇고 손들고 있어!' 팔다리에 주어지는 가장 보편적인 벌이다. 구부리는 팔과 서있는 다리는 언제나 그렇듯 자기의 기능에서 편하고 자연스런 일이다. 그래서 팔과 다리에게 벌을 주는 일은 이와 반대가 되어야 한다. 팔은 쭉 뻗어 머리위로 들게 하고, 무릎은 90도로 구부려 기마자세를 취하게 한다면 팔다리에게 주는 벌로서 이만한 게 없지 않나 싶다.

이와 같이 '앞으로 나란히' 또는 머리위로 뻗은 팔이나 쪼그려 앉거나 반 구부린 기마자세의 무릎은 잠시 잠깐은 아무런 문제가 되진 않겠지만, 이 자세로 5분, 10분을 넘어  한 동안 유지해야 한다는 것은 생각만으로도 온 몸이 뒤틀릴 정도로 힘들게 뻔하다.

특히, 구부린 다리에게는 더 없이 힘겨운 자세다. 스피드 스케이팅 중 최장거리 종목은 남자 10,000m 경주로 스피드와 지구력을 요하는 경기다. 처음 선수들의 자세는 벌을 서는 기마자세와 같다. 무릎을 굽힌 허벅다리는 바닥과 수평이 되게 하고 몸은 그 허벅다리와 맞닿을 정도로 가깝게 웅크려 굽힌 다리를 차는 식으로 폭발적인 힘을 낸다. 처음의 굽힌 전체적인 몸의 자세는 차츰 시간이 흐를수록 또 지쳐갈수록 상체를 들리게 하고 웅크렸던 자세에서 서는 모습으로 취하게 한다. 지쳐갈수록 상체가 점점 세워지는 이유는 웅크린 허리가 뻐근하고 힘들어서 펴는 것이 아니라 구부렸던 다리를 펴기 위해 몸(상체)을 들어 올리는 것이다.

다리는 구부리는 동작을 좋아하는 팔과 달리 그 것을 꺼려하고 팔이 펴는 것을 힘들어 하는 것처럼 다리는 구부리는 것을 힘들어 한다. 그래서 다리의 벌은 구부리는 게 맞고 팔의 벌은 펴는 것이 맞다.

어떻게 오래 전 선생님들은 이 어렵고 힘든 역학적 벌을 아셨을까? 팔은 안는 것을 잘하여 펴는 것을 어려워하고, 다리는 펴는 것을 잘하여 계단을 내려간다든지, 쪼그려 앉는다든지, 오리걸음이 힘들다는 것을 아시고 다리에겐 구부리는 자세로 벌을 주셨으니 역시 선생님은 선생님이시다.

■

공부가 다가 아니라는 선생님의 말씀에 덧붙여 우리네들의 기초체력을 염려한 그 벌은 사뭇 지금의 건강을 위한 운동법의 기초에서 재조명되어야 할 것이다.

몸의 손상은 주 기능보다 그와 반대가 되는 기능의 약화로 먼저 시작된다. 그렇다면 팔을 펴는 기능을, 다리는 구부리는 기능을 단련해야만 몸의 손상을 예방할 수 있다.

## 3

## 손은 뇌, 다리는 손을 위한 도구, 그리고 다리는 몸

아기는 세상에 눈 뜨는 순간 낯선 모든 것을 가지려는 듯 허공에 휘젓는 손짓을 한다. 눈에 띄는 것이라면 만지고자 하는 투지를 멈출 수가 없을 정도로 강한 욕구를 가지고 있다. 아기의 손은 본능적으로 물체를 움켜쥐고 입으로 가져간다. 비단 배불리 먹기 위해서가 아니라 그 물체의 모양과 색깔과 느낌을 입술과 혀로 꼼꼼하게 탐닉하고 호기심이 채워지기 전까지 이러한 행위를 두고두고 반복한다.

손과 입술, 그리고 혀로 이어지는 물체에 대한 반복적 자극은 뇌에서 몸의 각 부분이 차지하고 있는 면적과 일치한다. 이것은 작은 인형 모양의 호문쿨루스에서 손, 입술, 혀를 불균형적으로 크게 그린 배경으로 뇌의 감각과 운동영역을 그만큼 자극하고 발달시킨다는 의미이기도 하다.

그래서 손은 뇌가 만족할 때까지 멈추지 않고 계속해서 주변의 물체들에 집착한다. 하나의 물체에 대한 집착이 사라지면 또 다시 손은 새로운 탐구로 이어진다. 이렇게 손 가까이 쥐어주는 것들에 대한 흥미는 차츰 잃게 되고 주어주는 피동적 사물에 지루해한다. 이제 엄마품속에 매달려 있던 환경에서 벗어나 보다 넓은 세상으로의 독립된 생활은 손을 돌림[19]으로써 경험하기 시작한다. 이는 성인의 기능과 같은 자신의 활동영역

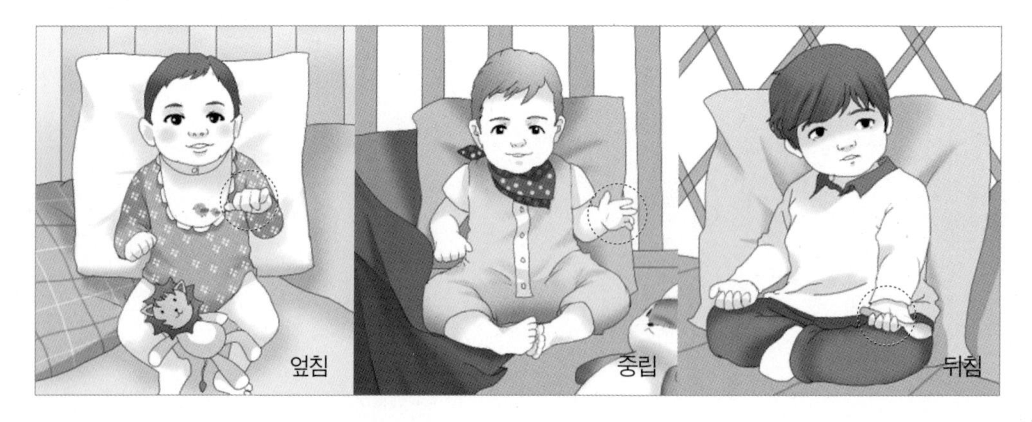


19) 손의 엎침과 중립, 그리고 뒤침 상태는 운동발달이 이뤄짐에 따라 순차적으로 일어나는 행위로써 최종의 뒤침 동작은 손의 기능적 범위를 가장 넓게 만들어 멀리 있는 물건을 만지거나 에너지 소모를 줄이는 효율적 움직임을 만드는 섬세한 동작이다.

을 확장해 가는 모습으로 제한적 환경과 안으로만 고집했던 손의 동작은 점차 바깥으로 멀리 뻗어 나가게 한다.

바깥으로 뻗어 비틀고 돌리는 손의 동작은 멀리 있는 것을 내 몸 가까이 내 것으로 취하는 섬세한 동작이지만, 여전히 뇌는 만족하지 못하고 손 만으로의 이동능력으로는 부족하고 절대적이지 않다는 것을 깨닫게 되면서부터 다리의 사용이라는 이동 수단이 더하게 된다.

네발로 기던 것에서 이제 두발로 무언가에 대해 다가서고 키보다 높은 곳을 향해 까치발을 들고 몸을 이끌기 시작한다. 뇌의 다급한 욕구에 맞춰 두 다리가 좇지 못하여 넘어지기도 하지만, 손을 통해 뇌의 욕구가 커질수록 두 다리는 단련되고 두 다리는 손과 뇌를 위해 험한 곳이라도 마다하지 않는다. 손의 자연스런 탐구는 걷고 뛰면서, 새로운 것들을 향해 달려 갈 수 있는 두 다리로 완성된다고 볼 수 있다. 이렇게 손발을 맞춰가듯 뇌와 같은 손과 몸을 이동시키는 다리는 떼려야 뗄 수 없는 불가분의 관계를 만들어간다.

이 같은 조화는 역할과 기능이 최고조일 때 발휘된다. 하지만 때때로 손을 통한 무한한 뇌의 탐구는 다리보다 앞서가거나 귀찮고 게을러 다리를 쓰지 않거나 또는 약화나 노화라는 이유로 다리의 역할과 기능에 소홀히 하거나 제약을 받을 때 이 모든 관계는 깨져나간다.

손과 발이 서로 뒤죽박죽 자기네들의 역할을 잃게 될 때 특히 부실한 다리는 손이 더 이상 뇌만을 위한 도구로 허락하지 않는다. 굳은살과 각질 투성이의 발처럼 손으로 이동을 대신하게 된다.

'굽은 발로 절룩거릴지라도 그 자신이 아니라 자기 일을 자랑스러워하는 헤파이스토스(불과 대장간의 신)처럼, 우리 자신에게서 발견할 수 있는 가장 존엄한 인간의 모습이 바로 그일 일 것이다.' 라고 리처드 세넷[20]은 다리가 불편해도 손으로 이뤄내는 고귀한

20) 리처드 세넷(Richard Sennett)은 뉴욕 대학교와 영국 런던정경대 사회학과 교수로 장인(현대문명이 잃어버린 생각하는 손)이라는 책에서 인간의 손으로 빚어낸 결함과 불규칙성의 아름다움대한 가치 창조를 그려내고 있다.

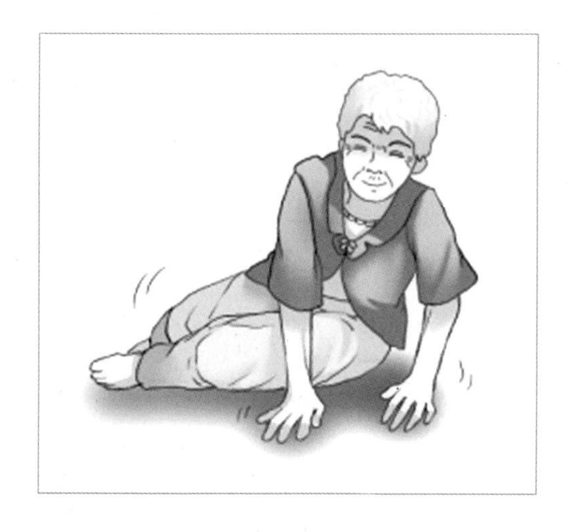

뇌의 창조성을 강조하고 있지만, 장애가 있는 것도 아닌 다리의 방치는 그저 이동의 수단조차도 힘겨울 지경에 빠지게 한다.

허벅다리에 손을 놓고 일어서는 동작, 지팡이를 짚고 있는 한 손은 인간의 창조성과 존엄성을 말하는 뇌와는 거리가 있어 보인다. 방바닥을 차고 일어서는 번거로움과 몸을 일으키기가 버거운 두 다리 때문에 손으로 몸을 끄는 것을 보면, 머지않아 땅 속으로 들어갈 연습이라도 하려는 듯 바닥과 가까워져 있다.

손은 뇌와 같다. 다리는 그 손을 위한 충실한 도구이며 몸에 가깝다. 쓰지 않아 녹슬어 가는 다리를 잃어가면서 '왜 몸이 낫지 않느냐고' 하는 것은 사용해야만 할 몸의 도구를 왜 써야하는지 말하는 것과 같다.

손과 발은 그 쓰임과 목적이 다르다. 손은 뇌에 가깝고 발은 몸에 가깝다. 마음과 몸의 일치는 그 역할과 기능이 원활할 때이다.

## 4

# 손은 새로운 것을, 다리는 옛 것을

아기는 목을 가누고 뒤집고 기고 앉고 서서, 그리고 아장아장 걷기까지 1년이 넘는 시간이 걸린다. 인간은 태어나자마자 몇 분, 몇 시간 만에 걸을 수 있는 동물의 운동능력과 달리 흥미와 호기심 그리고 욕구라는 의식상의 시도들로부터 연습과 반복이라는 신체 기능과 함께 이뤄지기 때문에 뇌와 몸에 운동능력이 배어들기 까지 오랜 시간을 필요로 한다.

배고픔, 갈증, 위험을 피하고자 하는 움직임들과 같이 생명유지 기능만을 가지고 태어 난 인간의 몸은 보잘 것 없지만, 학습이라는 내재된 무한한 가능성과 변화를 갖는다는 점에서 다른 생물체보다 운동능력이 불리하다고 볼 수는 없다.

무한한 가능성과 변화는 의식의 새로운 욕망으로부터 시작된다. 새로운 욕구들에 대한 탐험은 예측할 수 없는 많은 위험의 상황들 속에서 적응과 극복이라는 성공적인 운동능력을 높이는 필수 항목이지만, 만일 실패를 한다면 질환이라는 뼈아픈 댓가를 치를 수도 있다. 마찬가지로, 새로운 욕구들에 대한 포기는 자동적이고 최소 생명유지 기능이라는 정해진 틀과 같은 본능의 회귀를 통하여 운동기능은 숨고르기를 해야만 한다.

예로, 뇌의 확장과 그에 따른 손의 빠른 기술적 습득이 그렇다. 은유적 표현으로, 제한된 경계를 넘어 뇌의 배고픔을, 손의 욕심을 더 이상 참을 수 없을 때 손은 바깥으로 뻗어 돌리는 고도로 섬세한 운동기능을 시도한다. 이 같은 동작은 아이들의 운동발달단계 중 거의 끝 과정에서 나타나며, 시기적으로 엎침(pronation)상태에서 중립(neutral), 그리고 뒤침(supination)상태로 발달함에 따라 바깥쪽 돌림이 최종적으로 완성된다. 엄마 뱃속에 있을 때의 엎침 상태의 틀에 밖인 손동작에서 새로운 것들에 대한 탐구는 더 많은 것들의 느낌과 나날이 커져가는 행위로 뒤늦게 그리고 위험에 노출된 것도 모른 채 탐닉하면서 손의 바깥돌림을 거쳐 뇌는 발달해간다.

하지만 이와같은 최종적 동작들의 끊임없는 반복은 적응과 극복을 넘어 질환을 낳기도 한다. 손가락부터 보면 엄지를 올릴 때 아픈 드퀘르벤 질환(De quervain' s dis.)[21], 손목을 바깥 그리고 위쪽으로 올릴 때 아픈 외측상과염(테니스 엘보), 팔을 옆으로 벌리고 바깥으로 돌릴 때 아픈 어깨의 통증(오십견) 등의 문제를 일으키고 그 동안의 새로운 도전들(뒤늦게 배운 움직임들)을 제한하고 포기하게 만든다.

아픔을 깨닫기 시작하면 손은 더 이상 멀리 바깥으로 뻗고 비틀었던 새로운 경험들을 내려놓고 엄마 뱃속에 있을 때의 손처럼 몸 가까이 엎침 상태로 둔다. 이것이 손이 갖는 새로운 것들에 대한 탐닉의 결과이다.

한편 손의 새로운 도전과 달리 다리는 본능적 행위를 지나치게 집착하여 재앙이 되기도 한다. 다리는 손처럼 복잡하지 않다. 다리는 관능적 접촉이나 기계조작이나 악기를 연주하는 손의 기능과는 거리가 멀다. 엄마 뱃속부터 차고 뻗는 연습으로 단련된 다리는 몸뚱이를 지탱하고 주저앉지 않도록 뻣뻣하게 서 걸을 수 있으면 된다. 다리는 세련되고 뒤늦게 배우는 구부리는 움직임보다는 타고난 뻗는 움직임만을 고수한다.

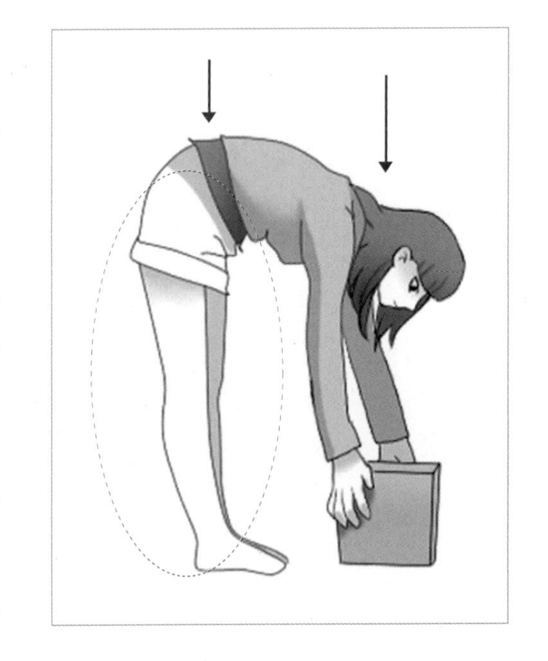

탑의 기둥처럼 올곧게 서 있을 것만 같은 다리도 세월 앞에서 금이 가고 떨어져 나가 무너질 때도 있지만, 문제는 다리가

21) 드퀘르벤 질환(De quervain' s dis.)은 손목을 과도하게 사용하여 엄지손가락을 움직일 때 통증을 일으키기는 질환으로 특징은 단무지신근(extensor pollicis brevis), 장무지외전근(abductor pollicis longus)의 문제로 볼 수 있듯 과도한 펴거나 벌리는 기능으로 손목에 무리를 주어 나타난다.

자기 것만의 고집으로 몸 전체에 피해를 준다는 것이다. 흔히 물건을 드는 잘못된 자세에서 볼 수 있는 펴진 다리가 그것이다. 다리는 수치스럽게 무릎을 구부리고 꿇는 일보다 허리를 굽히도록 강요까지 한다. 그래서 다리는 어려운 동작을 많이 해서 아픈 것이 아니라 펴는 동작만을 고집해서 문제가 되며 다리 자신보다 먼저 허리를 아프게 한다.

이러한 이유로 허리를 무너뜨리지 않기 위해서는 두 다리의 무릎을 구부려야 한다고 지적하고 가르치고 있다. 하지만 여전히 다리는 구부리는 것을 싫어한다. 다리는 목과 허리가 망가지는 것도 모르고 편식적으로 꼿꼿이 서 있기만을 고집한다. 이러한 다리는 운동을 증진시키고 개발시킬 수 있는 내재된 가능성과 더불어 변화를 해야만 살아갈 수 있다는 미래를 잊은 채 자기가 태어날 때부터 가졌던 과거의 움직임만을 고수하고 있다.

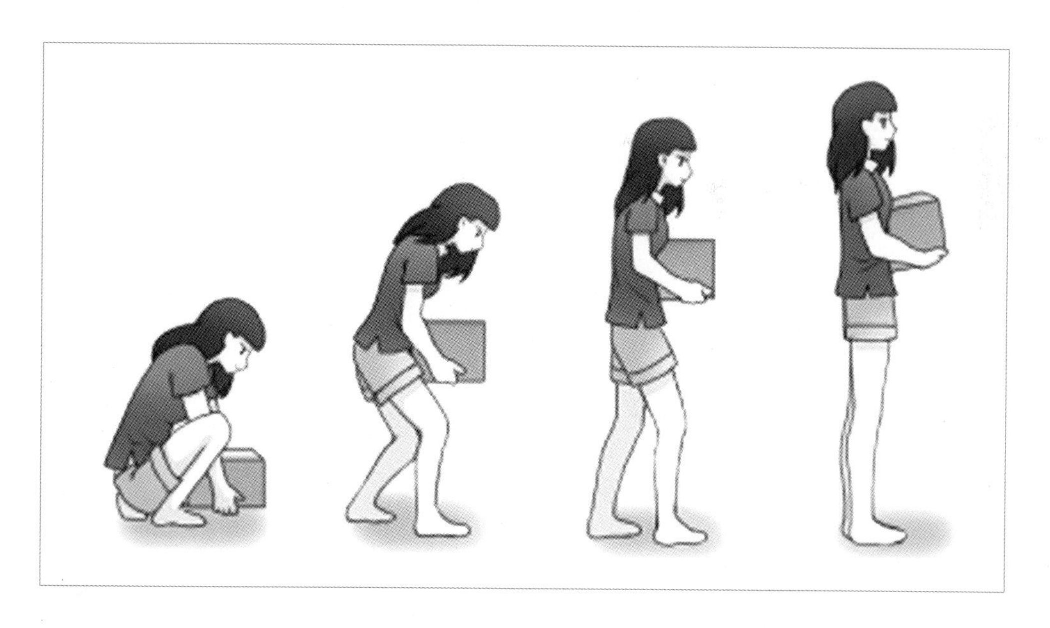

본능이라도 무한한 가능성과 변화에 적응과 극복이 없다면 영원하고 영속적으로 보존되는 것은 아니다. 다리는 그렇게 멀쩡할 수 있지만, 이윽고 몸 전체를 위험에 빠트리는 고통을 겪게 될 것이고 마지막엔 그 자신도 안전할 수 없다. 허리통증을 벗어나기 위

■

한 새로운 탐구를 하듯 머지않아 두 다리의 움직임은 손이 아파 그랬던 것처럼 구부리는 예민함을 닮아가게 될 것이다. 이러한 상황에서 자칫 다리가 펴고자 하는 본능만을 따른다면 쉽게 가시지 않는 허리의 통증으로 그 본능에 매를 들게 할 것이다.

건강한 몸은 새로운 상황에 대한 도전적 움직임(손)과 타고 난 본능적 기능의 움직임(다리) 중 어느 하나에 치우칠 수는 없는 일이다. 새로운 것들을 갈망하는 손과 옛 것으로부터 벗어나지 않으려는 다리는 서로에게 치우친 동반된 위험을 알아차리고 손은 발달함에 있어 육체적 본능을, 다리는 육체적 본능에 손이 가지고 있는 발달을 보태여 각기 조율해 나가야 할 것이다. 다만, 다리의 본능적 폄이 더 크나큰 몸의 치명적 위험을 줄 수 있다는 것을 잊어서는 안 된다.

팔은 나중에 배운 동작을 많이 써 스스로 망가지고, 다리는 자기가 잘하는 것만을 고집하여 허리를 대신 망가뜨리게 한다.

## 5

## 거북이와 같은 몸, 토끼와 같은 팔다리

앉고, 서고, 지하철을 기다리고, 운전을 하고, 물건을 들고 나르고, 일거리에 분주히 움직일 때, 어깨에 드리워진 무게의 의미는 누구에게나 같지는 않다. 자신으로부터 어깨에 지워진 짐의 무게는 덜어질 수도 더해질 수도 있게 마련이다. 하지만 물체를 지구의 중심으로 끌어당기는 중력 만큼은 누구에게나 일정하다.

직립을 유지하기 위해 일관되고 지속적인 힘은 주저앉는 몸을 일으켜 세우는 수축이라는 근육의 긴장을 통해 이뤄진다. 일정한 자세를 유지하게 하는 근육의 긴장을 바탕으로 접촉하는 것들을 느끼고 맛을 보고 형태를 인식하는 등 보다 다양하고 요란한 행위를 근육은 가능하게 한다.

그래서 중력을 이겨내면서 자세유지하는 근육은 꽤나 일관되고 자동적이어야 한다. 특히, 머리부터 엉덩이까지 이어지는 중추구조 근육의 긴장은 자세유지에 핵심이 되고 이것이 무너지는 일은 몸에 치명적인 손상을 일으키게 된다.

자세유지라는 의미에서 볼 수 있듯, 그 근육들의 긴장은 지속적이고 견고해야만 하며 외력에 대해 쉽게 흔들리지 말아야 한다. 하지만 유지라는 고유한 역할을 넘어 요란한 행위를 하게 된다면, 그 결과는 여지 것 느끼지 못했던 통증으로 중력의 날카로움을 맛보게 될 것이다.

자세유지에 필요한 근육들을 흔히 항 중력근이라 하는데, 이들 항 중력근은 마치 음식으로 따지자면, 슬로우 후드와 패스트 후드처럼 슬로우(slow) 근육과 패스트(fast) 근육으로 나뉜다.

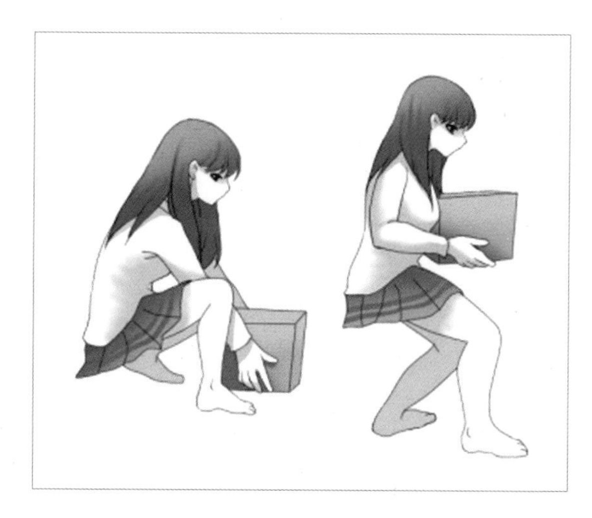

슬로우와 패스트의 개념은 속도와 시간의 의미로써 느린 기능과 빠른 기능으로 몸의 움직임을 말

■

할 수 있지만, 그 전에 자세유지라는 전체적 목적 아래 나눠지는 구분이다.

그러나 이러한 근육들이 자세유지라는 기초를 성립하기도 전에 거북이와 토끼처럼 서로 경주를 한다든지 또는 몸통과 팔다리의 기능을 서로 바꾸어 자세유지에 맞지 않는 역할을 한다면 몸은 어떻게 될까? 거북이와 토끼의 우화에서처럼 느린 근육과 빠른 근육이 경주를 한다면, 또 경주에서 몸의 기능을 바꾸듯 거북이가 이긴다면 어떤 일이 몸에서 일어나게 될까?

중추구조의 자세유지는 거북이와 닮아 있다. 거북이는 무겁고 단단한 등껍질로 덮인 몸과 짧고 두툼한 두 다리로 무게만큼이나 느릴 수밖에 없다. 토끼는 상대적으로 가벼운 몸과 긴 뒷발로 거북이를 따라 잡는 것은 어려운 일이 아니다. 토끼는 인체의 팔다리와 같다. 그럼에도 불구하고 우화에서는 거북이가 승리한다. 거북이는 느리지만 본연의 역할을 충실히 했고 그에 비해 토끼는 제 빠른 뒷다리만을 믿고 빈둥거리며 오만하기까지 하여 경주에서 지고 만다.

하나의 몸에서 지고이기는 것을 따로 분리하는 것은 무의미할지 모르지만, 경주 이전에 자세유지라는 큰 틀이나 거북이와 토끼의 경주처럼 몸의 기능이 바뀌어 버린다면 몸은 엉성하여 쉽게 부서질 것이다.

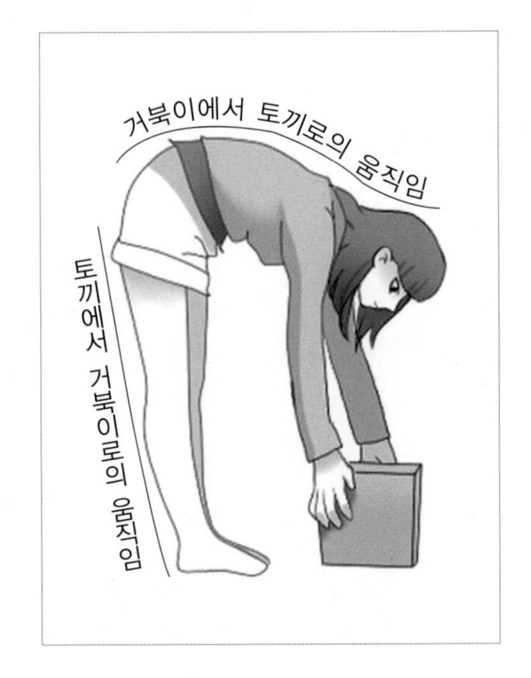


몸통이 토끼가 되고 팔다리가 거북이처럼 느릿느릿하여 거북이가 토끼를 이기는 꼴은 몸에선 일어나지 말아야 한다.

물건을 들 때 허리는 펴고 무릎을 구부려 들라고 한다. 하지만 그림에서 볼 수 있듯 물건을 드는 잘못된 자세를 보면 다리는 펴고 허리를 구부린다. 튼실한 다리는 토끼처럼 운동을 해야 한다. 또 몸은 거북이처럼 안정되고 견고해야 한다. 그러나 다리가 게으름을 필 때 그 사이 허리와 몸은 두 다리의 기능을 요란스럽게 대신한다. 결과는 부지런한 몸이 게으른 두 다리 이겼고 승리의 댓가로 자세 유지는 무너지게 되고 아픈 허리를 갖게 만든다.

몸통과 팔다리를 끄는 중력의 힘은 누구에게나 공평하다. 하지만 그것을 이겨내는 방식은 몸의 부위 별로 각기 다르다. 몸통은 유지를, 팔다리는 움직임을 통해 달리 이겨내야 한다.

참고로, 허리를 펴 물건을 들라는 말을 바꿔 다리를 구부려 물건을 들어야 한다고 해야 맞다. 그 쓰임의 목적을 명시하는 것이다.

몸통은 거북이와 같이 견고하며 안정적이고 팔다리는 토끼처럼 날렵하고 긴 지렛대 삼아 움직임을 목적으로 한다. 이들이 서로 역할을 바꿔 진행할 때, 몸은 아픔으로 고통받게 된다.

6

## 팔다리 운동; 절 운동(1)

'절 수행' 은 몸을 통해 마음의 부질없는 집착을 비워나간다는 종교적이고 다차원적 사고의 의미를 뒤로 하고 순수하게 '절' 하는 동작만을 봤을 때 정말 필요한 팔다리의 운동이 아닌가 싶다.

역학적 동작으로 '절' 하는 모습은 팔다리가 구부리고 펼 때 나타날 수 있는 가장 취약한 움직임을 반복하는 것과 같다. 팔은 구부리고 펴는 운동을, 다리는 편 상태에서 구부리는 운동을 번갈아가며 단련되는 운동으로써, 팔다리가 동시에 사용되기 때문에 몸통의 좌우 균형적 움직임을 만드는 전신 운동이라 할 수 있다.

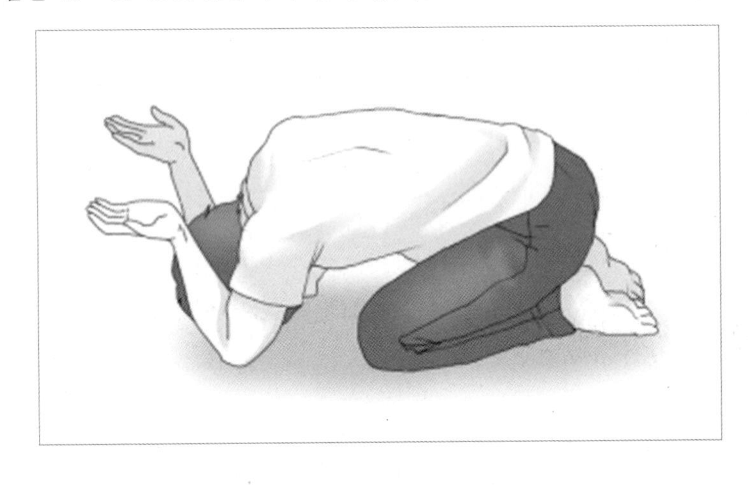

두 손을 가슴에 모으고 바르게 선 시작 자세를 취한다. 합장한 손은 그대로 가슴 부위에 놓고 두 무릎을 바닥에 닿도록 구부리면서 꿇어 앉는다. 이어 합장한 손을 풀어 바닥에 짚고 상체를 구부리며 팔꿈치를 바닥에 대고 마지막 동작으로 손바닥은 하늘을 보도록 하여 손등을 바닥 쪽으로, 손목을 젖힌다.

팔과 다리에 대해 이미 설명한 바 있듯, 팔은 안는 기능을 주로 하고 다리는 차거나 서는 것을 우선한다. 팔은 본능적으로 구부리는 것이 강하며 바깥쪽으로 벌리는 모든 행위의 마지막은 안쪽으로 모으는 과정일 뿐이다. 또한 어떠한 이유로 팔이 손상됐다고 하더라도 팔의 구부리는 움직임은 마지막까지 남아 있다. 달리 말하면, 팔은 펴는 기능을 한참 후에 배웠기 때문에 일차적으로 팔에 문제가 생긴다면 팔을 펴는 기능의 이상이나 약화 때문으로 생각할 수 있다.

팔이 아픈데 쭉 펴고 "나 아파" 할 사람은 없다. 몸 쪽으로 구부린 상태에서 기어들어 가는 소리로 "나, 아파" 해야 정말 아픈 팔이고 아픈 것처럼 보인다.

다리의 경우도 마찬가지다. 다리는 펴는 것이 본능이 된다. 그래서 걸음을 떼고 앉았다 일어서고 계단을 오르고 산을 오르는 일은 체중의 많고 적음을 떠나 구부리고 쪼그려 앉고 계단을, 산을 내려가는 동작보단 쉬운 일이다. 다리가 아픈 환자들에겐 구부리는 패턴의 동작이 모두 어려울 테지만, 그래도 위안이 되는 것은 서거나 오르는 동작은 구부리는 동작보단 수월하다는 것이다.

정리하자면, 팔은 구부리는 행위를, 다리는 펴는 행위를 잘할 수 있도록 태어났다. 혹 이들 부위에 손상을 입는다하더라도 그 기능은 마지막까지 남아 있도록 몸은 설계되어 있다. 역으로, 팔다리에 손상은 이와 반대의 기능에서 비롯되기 때문에 취약한 기능을 단련해야만 한다.

이러한 팔다리의 속성을 바탕으로 절하는 모습의 시작 자세를 보면 팔은 몸 쪽으로 구부린 상태로 팔이 잘할 수 있는 행위이고, 다리는 펴진 상태로 서 있게 된다. 팔다리가 잘하는 것들로만 이뤄진 절하는 준비 자세의 모습이다.

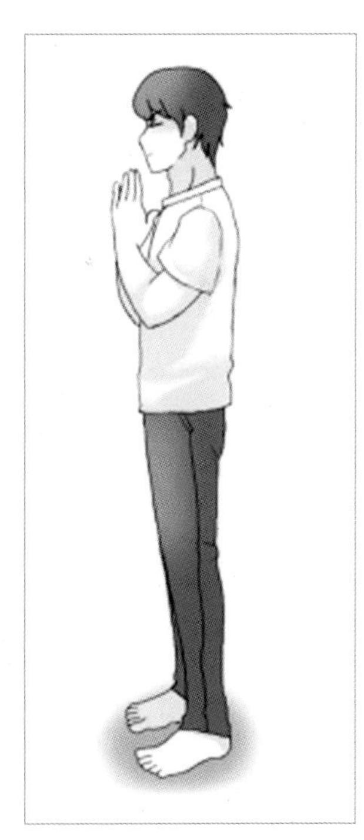

이어지는 동작에서 다리는 구부려 무릎을 꿇는다. 이것은 다리가 힘들거나 어려워하는 움직임으로써 다리의 약한 기능을 사용하는 과정에 속한다. 한편, 팔은 바닥을 짚고 이어 팔꿈치를 대고 손바닥이 하늘을 보게 손목을 젖힌다. 팔과 손목에서의 이러한 동작은 안는 기능을 주로 하는 팔이 수행하기에는 쉽지 않고 힘든 펴기 동작이 된다.

이처럼 절하는 동작에서 팔과 다리가 각자 쉬워하는

■

것, 잘 할 수 있는 움직임이 아닌 힘들고 어려운 동작을 반복하여 움직이고 있다는 것을 알 수 있다. 다시 말해 '절' 하는 동작은 팔다리를 운동시키는 것이며, 그 중 팔다리의 가장 취약한 움직임을 단련한다는 점에서 의미 있는 운동이라 할 수 있다.

'0.5평의 기적' 이라는 TV다큐멘터리에서 '절하는 운동' 에 대해 소개된 적이 있다. 0.5평이라는 좁은 공간에서 기적처럼 통증이 사라졌다고, 몸이 건강해 졌다고, 편마비 환자의 팔다리 기능이 회복되었다고 많은 각기 다른 증상의 경험자들은 말하고 있다.

그 기적은 자기 것만을 고집하려는 팔이 갖는 안는 기능에, 펴진 다리라는 본능 위에 덧 씌워지는 절제적 움직임과 자기로의 귀의의 기적이라 할 수 있다.

'절'하는 운동은 움직여야만 하는 팔다리의 운동이며, 팔다리의 편협한 움직임으로 약해질 수 있는 재 기능을 일깨워주는 운동이다.

## 7

## 팔다리 운동; 절 운동(2)

'절' 운동은 단순히 팔다리만을 위한 운동이 아니다. 더 흥미로운 것은, 팔다리의 유기적 기능은 목과 허리 등 척추 전반에 걸쳐 받는 충격을 흡수해주며, 머리부터 엉덩이까지 이르는 몸통의 안정적 움직임을 하는데 도움을 준다는 것이다.

흔히 움직인다는 것은 뼈를 지렛대삼아 근육의 작용으로 자세를 변화시킨다는 것으로 말할 수 있지만, 움직임이 일어나는 곳엔 단순히 뼈나 근육만이 작용하는 것으로 볼 수는 없다. 잔디밭, 모래밭, 시멘트바닥, 소파, 나무의자, 오르막 길, 내리막 길, 가방을 매고, 애기를 안고 등의 물리적 환경과 그 속에서 일어날 수 있는 움직임에 대한 충격, 그리고 그 충격을 유연하게 대처하는 패턴을 통해 안정적인 몸짓을 만들어내는 모든 과정을 움직임이라 할 수 있다.

땅으로 끌어당기는 중력 즉 내려누르는 힘에 대항하여 몸을 일으켜 세워야 하고 딛을 때 받는 다양한 바닥으로부터 전달되는 충격은 발, 발목, 무릎, 엉덩이, 그리고 척추를 타고 온 몸으로 퍼져나간다. 이를 잘 흡수하는 것이 올바른 움직임이며, 몸의 기계적 손상으로부터 벗어날 수 있는 안정적인 움직임이라 할 수 있다.

계속해서 떨어지려는 머리를 들고 있어야 하고 앉아있다면 지면과 닿는 엉덩이부터, 걷는다면 발에서부터 발목, 무릎 그리고 엉덩이를 짓누르는 부하를 떨쳐버려야 한다. 위로는 중력, 아래로는 지면반발력이 몸을 사이에 두고 실랑이를 벌릴 때 그 피해는 고스란히 척추의 몫이 된다.

원활한 팔다리의 기능은 척추에서 받는 충격을 대신 흡수해 주는 것이며, 그로부터 척추는 안정을 찾을 수 있게 한다.

여기에 '절' 운동의 이득을 한 가지 더 더하자면, 좌우 구분이 없는 대칭적 운동으로서 비대칭적 움직임으로 뒤틀렸을 구조를 맞추는 작업이라는 것이다. 지속적인 비대칭적 움직임과 자세는 구조의 변형을 일으키고 이러한 구조의 변형은 또 다시 움직임이나 자세로 인해 순환적인 반복으로 굳어져 비대칭적 구조로서 척추측만증이라는 결과를 낳기도 한다.

척추측만증의 이유는 여러 가지겠지만 특히, 두 다리를 기능적으로 균형되게 쓰는 일과 이를 통한 고른 힘이 척추에 전달되도록 하는 것은 척추측만증치료에 있어 하나의 기준이 될 수 있다.

'절' 하는 운동은 두 팔과 두 다리를 동시에 사용하여 회선적 움직임 없이 척추에 쌓인 뒤틀림을 균형되게 자극하는 의미 있는 운동이라는 점에서 몸통에 또 하나의 운동이 된다.

정리하자면, '절' 운동은 팔다리의 약한 기능과 그로 인한 척추의 과도한 사용, 그리고 비대칭적 움직임으로 축적되는 척추의 뒤틀림 등 이 모든 잘못에 대한 수정을 바라는 행위이며, 앞으로 있을 손상에 대한 경계의 다짐인 것이다.

참고로, '절' 의 그것과 비슷한 운동이 있는데 운동하는 모습은 다르지만 운동의 원리는 같다. 이들 운동의 차이가 무엇이며, 운동의 원리가 어떠한지 알아가는 것 또한 몸에 대한 팔다리운동을 이해하는데 도움을 줄 것이다.

그림에서 첫 번째 운동은 손끝 발끝을 위로 드는 운동이고, 두 번째 운동은 구부렸던 팔꿈치를 펴고 편 무릎을 동시에 같은 속도로 구부리는 것이다. 그리고 마지막으로 절하는 운동이다.

세 가지 운동 모두 시작과 끝 자세만을 보면 손과 팔은 펴고 다리는 구부리고 있다. 운동의 원리적 측면에서 이러한 동작들은 모두 같은 운동이라고 볼 수 있다. 다만 차이가 있다면 얼마나 힘든지, 쉬운지 또는 얼마나 정적이고 동적인지의 차이 뿐이다.

첫 번째 운동은 지지면이 좁아 많은 집중력을 필요로 한다. 덧붙여, 다른 두 운동에 비해 정적이다. 인간은 동적인 움직임을 더욱 쉬워하며 정적으로 가만히 긴장하고 있는 것을 답답해하고 어려워한다. 조회시간에 자세의 흐트러짐 없이 꼼짝하지 않고 서있어야 하는 곤욕을 생각해 보면 쉽게 알 수 있다.

나머지 두 운동은 첫 번째 운동에 비해 지지면도 넓고 동적이다. 이 중 보다 더 동적인 움직임은 절하는 운동으로 소개된 세 가지 운동 중 가장 힘들 거라 생각할 수 있지만 사실은 가장 쉽다.

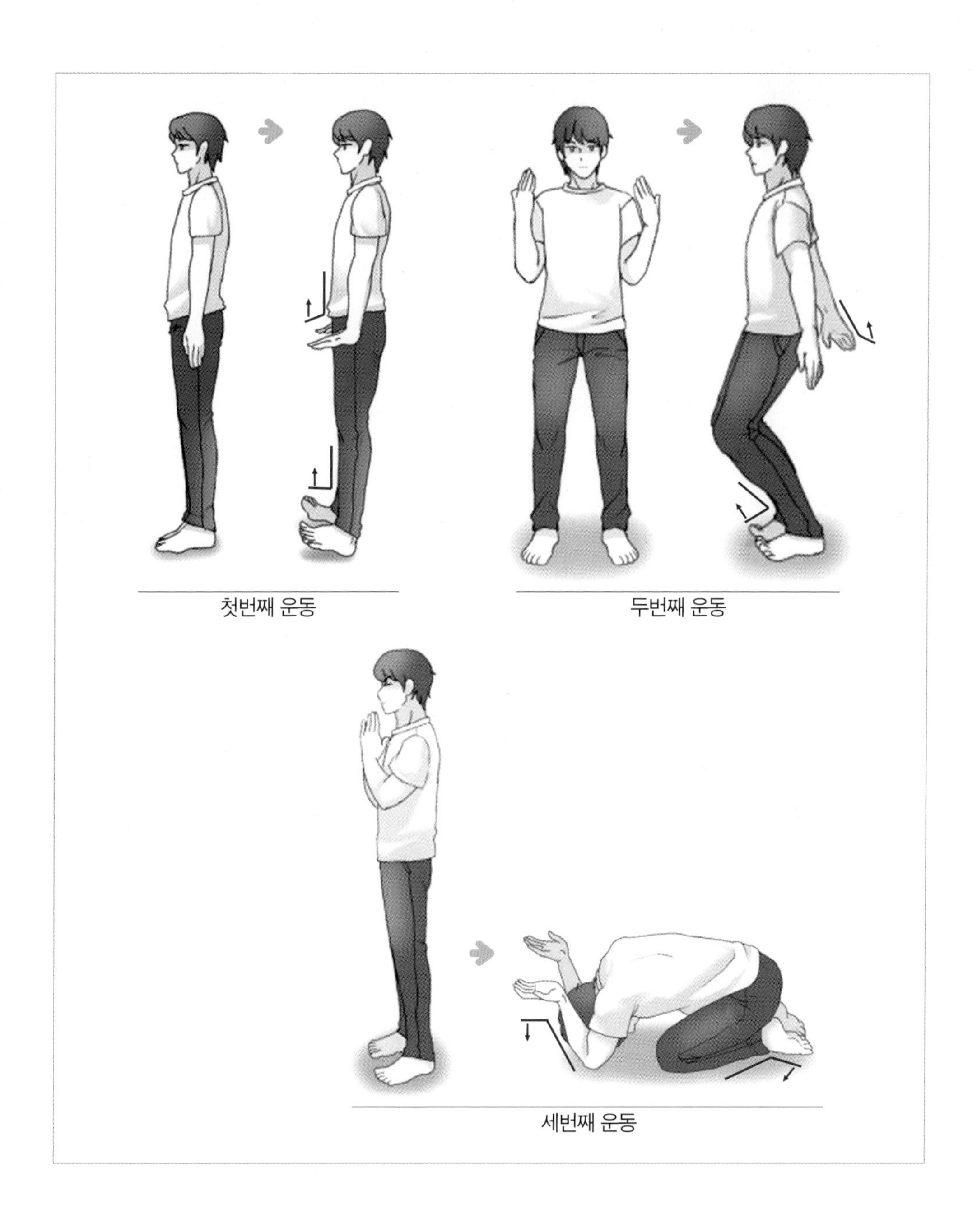
첫번째 운동
두번째 운동
세번째 운동

■

세 가지 운동 모두 팔다리의 동시 움직임으로써 나름의 효과를 볼 수 있는 운동의 좋은 예다.

운동의 여러 형태를 분석할 때 움직임의 패턴에 대한 이해는 무엇보다 중요하다. 그 운동의 시작이 어디부터 일어나는지를 보는 일이다. 손가락부터 시작했다면, 손끝의 움직임은 손목, 팔꿈치로 그리고 어깨로 퍼지듯 움직임의 패턴이 일어난다. 다리도 마찬가지로 발끝으로부터는 발목, 무릎, 엉덩이로 이어진다. 이렇듯 모든 움직임은 단일 부위의 근육이나 움직임이 아닌 여러 근육들의 작용으로 복합적인 움직임이 엮어져 하나의 동작을 만들어 낸다. 이러한 패턴을 유념하여 운동을 이해하고 운동하는 것이 이롭다.

**8**

## 지팡이

"땅 위에 아침에 네 발로 걷는 것이 있다. 무엇이냐? 이름이 같은데 정오에는 두 발로도 걷는다. 무엇이냐? 이름이 같은데 저녁에 세 발로도 걷는다. 무엇이냐?" 스핑크스의 물음에, "인간이구나! 인간이 태어나 바닥을 길 때는 네 발이요, 자라서 걸을 때는 두 발이며, 늙어서 허리는 구부러지고 두 다리로 무게를 다 받지 못할 때는 앞으로 쏠리는 무게를 지팡이로 받으니 세 발이다." 그리스 신화에 나오는 오이디푸스의 답이다.

노화의 신호 쯤 생각할 수 있는 것은 흔히 '잘 안보여, 잘 안 들려' 등 시각과 청각의 감각적 퇴화를 대표하여 말하지만, 어느 순간 다리 근력이 떨어져 두 다리만으로 몸을 일으켜 세우는 버거움과 그 무거운 다리를 옮기는 힘겨운 걸음이 늙었구나! 느끼게 되듯 쉽게 알아채지 못하고 슬그머니 찾아오는 다리의 노화도 있다.

인간이 원하는 욕구를 채우기 위해서는 어딘가, 어떤 것과는 상관없이 그곳으로, 그 물체 가까이에 옮겨주는 두 다리의 이동능력으로부터 시작한다. 네발에서 두 발이라는 안정을 벗어나 다소 위태로운 건너뛰기를 감내하며 탐구는 빠르게 확장되었고 한 발로 서는 일도 그래야한다면 두 다리는 서슴지 않았다.

하지만 곡예와 같았던 두 다리의 이동능력은 나이가 들수록 쇠퇴해지는 근력과 함께 차츰 저하되게 된다. 두 다리의 안정성을 믿을 수 없기에 온갖 위험이 도사리고 있는 바깥세상의 외출은 내내 준비해야 하는 도전이 되기도 한다. 급기야 방안에서 엉덩이를 바닥에 붙인 채 손으로 끌어 몸을 움직인다.

손은 창조적 도구였다. 아기의 네 발은 두 발이라는 난이도의 도전이었고 두 발을 넘어 한 발로 서기까지 발달하여 손은 더욱 자유로웠다. 그러나 세 발이 되는 노인이 되면서부터 두 손으로 몸뚱이를 끌게 하는 이동의 수단으로서 손은 더 이상 창조적 도구가 아님을 배우게 된다.

걷고자 할 땐 수갑을 채우듯 한 손엔 지팡이를 들어야 한다. 손을 빌어 다리 하나를 추가해야 한다. '두 다리로 무게를 다 받지 못할 때는 앞으로 쏠리는 무게를 지팡이로 받으니 세 발이다.' 라는 말처럼 두 다리만으로는 부족하여 무식하고 헌신적이었던 다리 하나를 더 가지며 늙었음을 경험하게 한다.

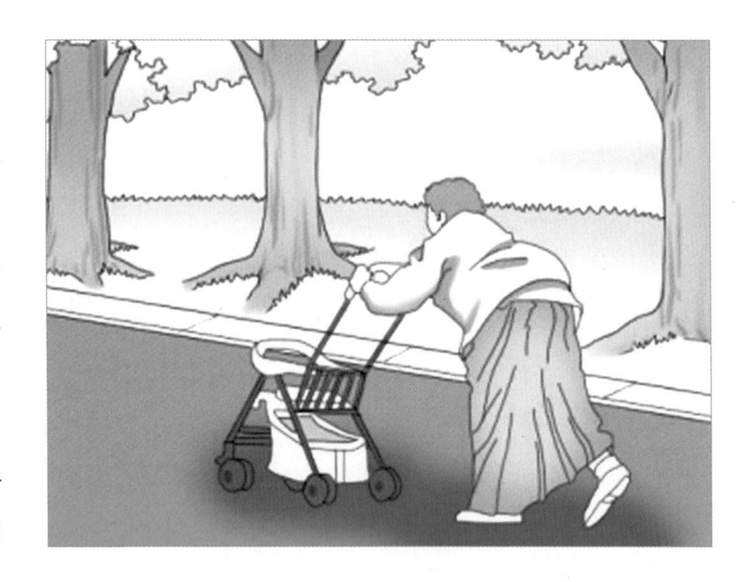

노인들이 지팡이를 짚는 이유는 먼저 허리가 굽어서, 허리가 아파서가 아니다. 두 다리로 몸의 무게를 지탱하지 못하여 다리 하나를 더해 세 발로 또는 두 손이 유모차를 밀 듯 네 발로 걷게 되는데부터 시작된 것이다.

지팡이는 다리가 되어 아픈 허리나 굽은 허리도 안정되게 한다. 자연스런 노화로부터 생긴 부실한 기능의 두 다리는 허리를 망가뜨리기도 하지만 지팡이가 있어 그나마 허리에 위로가 된다.

그러나 늙기도 전에 그것처럼 닮아가는 다리도 있다. 급하고 귀찮다고하여 다리는 쓰지 않고 허리만을 사용해 생기는 문제는 더디게 오는 노화와는 달리 노인의 지팡이를 허리가 대신하는 격이 된다. 이러한 허리의 반복적 사용으로 허리가 아프게 되면 마치 지팡이를 짚은 것처럼 손은 그 허리를 부여잡고 또 한손은 허벅지를 움켜쥐고 일어선다. 또한 허리에 손을 댄 채 걷게 한다.

노인들이 지팡이를 짚은 손과 귀찮아 쓰지 않았던 다리 때문에 곤욕을 치루는 허리에 댄 손은 무슨 차이가 있을까? 지팡이의 손이나 허리에 손은 모두 다 다리 하나를 추가한 것과 다르지 않다. 다리가 부실해 손에 들린 지팡이나 다리를 쓰지 않아 생긴 허리에 댄 손은 모두 세 발로 걷는 것과 같다.

■

저녁에 세 발이었다가 네 발로 땅에 가까워지면 그 이후 아무것도 남지 않는 것이 인간이다. 늙지도 않았는데 뒹굴뒹굴하는 그런 연습은 지금 할 때가 아니다. 두 발로 우뚝 서 걸어야 할 때다.

허리가 아파 지팡이를 짚는 것이 아니라 두 다리로는 불안정해 세 발을 만드는 것이 지팡이를 짚는 이유다. 지팡이를 잡은 손은 이제 몸 멀리 떨어져 있던 볼품없고 투박한 다리가 된다. 애기 없는 유모차를 미는 손이나 아픈 허리를 부여잡고 있는 손은 더 이상 창조적 도구가 아니다.

9

## 반신욕

뇌의 무게는 체중에 약 2%, 대략 1,380g 정도이고 체중에 있어 무게로 치면 별거 아니지만, 에너지 소비량은 온 몸의 에너지 중 20%를 차지한다.

양 손가락 끝을 맞대어 손을 둥글게 만들면 그 면적만큼이 뇌의 크기이지만, 그 조그만 뇌가 체중의 약 45%를 차지하는 근육과 비슷한 에너지를 소모한다는 것은 과히 엄청난 양의 에너지를 혼자서 독식하며 낭비하는 것처럼 보인다.

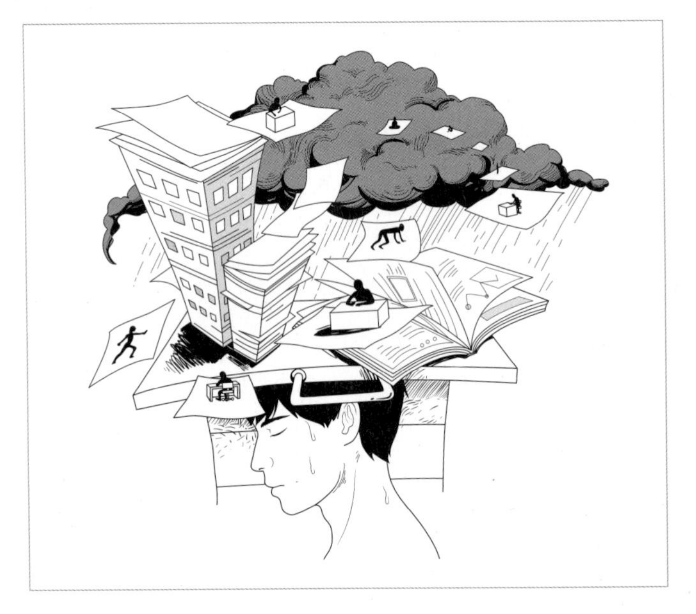

그래도 뇌가 하는 일이 많으니 그럴 수 있다 하겠지만, 문제는 체중의 2%를 차지하는 뇌가 더 많은 에너지를 쓰기위해 욕심을 부린다는데 있다. 인체의 각 기관들은 쓰면 쓸수록 단련되고 그 기능이 활성화되는 것은 당연한 일이다. 우는 아이에게 젖 주는 것처럼 쓰지 않는 근육과 움직이지 않는 다리에게 가야하는 에너지는 쉴 새 없이 젖 달라 울어대는 머리에 갈 것이고 욕심스런 뇌가 보기엔 이러한 에너지는 손쉬운 먹잇감일 수밖에 없다. 그래서 머리는 빼앗은 에너지를 더해 활동을 더 증진시킨다. 그럴수록 뇌 사용에 따른 열의 발생과 치솟는 열의 분출은 모두 머리로 향해 있다.

물리적으로 열이 나는 곳은 많은 에너지를 가지고 있는 것이고 그곳의 사용에 따라 열의 상승을 가져온다. 과거처럼 육체적으로 하는 노동이 아닌 머리를 쓰는 일들이 많아진 지금 머리는 에너지로 파생된 열로 가득할 수 밖에 없다. 그래서 머리의 열병은 이

■

제 흔한 일상이 된지 오래다.

이러한 염려로, 반신욕이나 족욕이 한 동안 열풍처럼 소개된 적이 있다. '다리가 차다.' 라는 문제의 대안으로 반신욕이나 족욕을 통해 다리를 따듯하게 하고 혈액순환을 높여 머리의 열을 낮춘다는 방식의 치료법이다. 지금도 그 때의 열풍을 좇아 반신욕과 족욕을 하고 있는 사람이 있다면 그나마 하지 않는 것보단 건강에 대한 관심으로써 도움을 주겠지만, 머리가 뜨겁고 '다리가 차다!' 라는 것은 반신욕이나 족욕이라는 접근처럼 그리 간단히 해결될 일이 아니다.

반신욕과 족욕으로 차가워진 발과 다리를 따듯하게 한다는 식의 열전도는 외부에서 열에너지의 공급이 사라지면 그와 동시에 원래의 차디 찬 상태로 되돌아가는 것을 보면 그 효과는 오래가지 못한다. 또 열은 전도뿐만 아니라 뜨거운 것은 상승하고 차갑고 무거운 것은 하강하는 대류의 성격도 있어 반신욕이나 족욕으로 머리의 열을 낮춘다는 것은 물리적으로 맞지 않는 말이다. 인체에서 열이 나거나 차다는 것은 열 발생의 기전이 되는 기계적, 전기적, 화학적 열의 복합체로써 반신욕, 족욕과 같은 단순한 열 이동과는 전달방식이 다르다.

이처럼 '뜨겁다!', '차다!' 라는 결과에 대한 처치가 아니라 왜 뜨거운지, 왜 차가워졌는지에 대한 고민을 묻는 것이 머리를 차게 하고 다리를 따듯하게 하는 해답이 될 것이다.

어릴 적, 해질 무렵이면 엄마의 밥 먹으라는 소리를 듣기 전까지 뭐가 그리도 재밌고 시간가는 줄 몰랐던지, 그리고 그 때까지 놀고서도 아쉬워 내일을 기약했던 약속은 언젠가부터 지키지 못하고 있다. 책상에 앉아 컴퓨터자판을 두드리고 연필을 연실 돌리는 것 외에 하루 중 몸을, 다리를 고단하게 하는 경우는 어른이 된 지금 더더욱 찾아보기 힘들어졌다.

근육이 수축하고 이완하는 기전은 복잡한 뇌에 비하면 단순하다. 갖고 있는 에너지를 사용하여 몸을 움직일 때만 근육은 열을 만들어낸다. 생각만으로 열을 낼 수 없는 근육

■

은 움직여야 한다. 특히 심장에서 먼 다리의 경우는 더더욱 그래야 한다.

반신욕과 족욕으로 머리의 열을 낮추고 다리를 따듯하게 하여 혈액순환을 좋게 한다는 것은 아주 단순한 뇌 속의 생각이지, 근육에게는 걸맞지 않다. 스스로 내어야 할 열을 반신욕이나 족욕이라는 외부의 열로 얼마만큼의 이득이나 줄 수 있을까? 새발에 피 정도다.

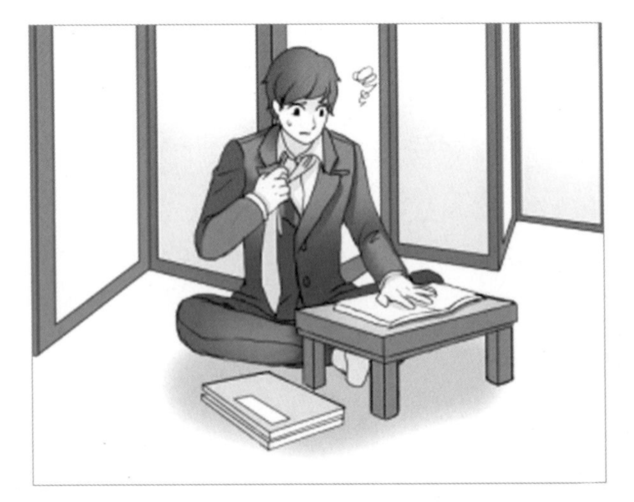

움직여야 할 다리와 써야 할 근육들을 책상에 앉아있는 지금 이 순간 쓰지 않고 방치한다면, 몸은 근근이 살아가기 위한 최소한의 열에너지 외에는 모두 뇌한테 빼겨버리게 될 것이고, 결국 차가워진 다리와 몸은 머지않아 꽁꽁 언 땅과 같아질 것이다.

'하는 천, 땅 지, 검을 현' 을 외우던 선인들은 이를 염려하여 두한족열(頭寒足熱)을 외쳤을 것이다.

'머리는 차게 하고 발은 따듯하게 하라(頭寒足熱).'의 역은 '머리는 뜨겁고 발은 차다.'라는 말이다. 왜 뜨겁고 왜 차졌을까? 그 고민을 움직여 찾길 바란다.

## 10

# 'O' 다리

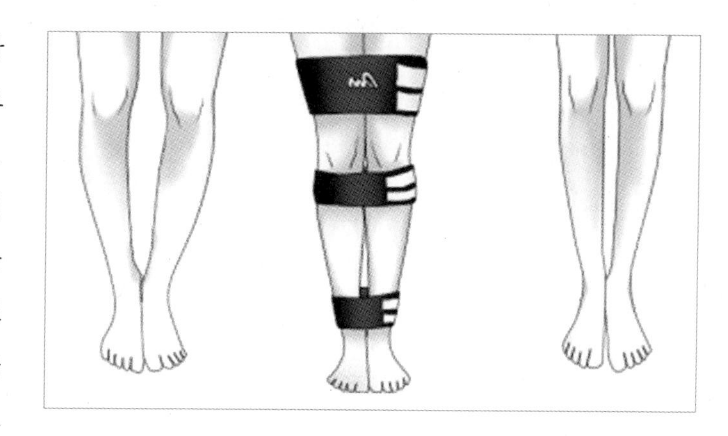

한 때 'O' 다리를 일자로 예쁘게 만든다는 밴드를 광고한 적이 있었다. 'Before', 'After'의 비교사진을 보여주었을 때, 자신의 미운 다리 또는 'O' 다리로 생각하는 많은 사람들은 그 밴드를 밤 새 동여 메고 아침이면 거울을 봤을 것이다.

몸 가꾸기를 해 본 사람은 알겠지만, 하루아침에 예쁜 몸매를 만든 사람은 없다. 그런데 자기 노력 없이 밴드의 힘으로 예쁜 다리를 만들 수 있다면, 가히 노벨의학상을 주어도 손색이 없을 정도다. 이와 같은 외부적 도구에 지나지 않는 밴드의 사용은 몸이 그렇게 기계적이고 쉽게 변할 수 있다는 얄팍한 상술에 기인한 것에 불과하다.

하나하나 꼼꼼히 살려보면 이렇다. 일단 잠을 자는 시간에만 동여매면 된다고 한다. 잠은 근육의 휴식이고 정신의 밥이라고 했다. 예민한 사람은 잠자리만 바뀌어도 쉬이 잠들 수 없고 또 옆에서의 뒤척임으로 들었던 잠도 깨기 일쑤여서 흔들리지 않는 침대가 여전히 각광받고 있지 않은가! 자는 시간엔 잘 자는 것 외에는 아무것도 필요치 않다. 그런데 족쇄와 같은 끈으로 두 다리를 동여매어 잠을 목 조르고 있다.

그 뿐인가. "난 잠버릇 없어!"라고 말하지만, 건강한 사람들에겐 자는 동안에 움직이는 잠버릇이 있어야 한다. 아이들의 자는 모습을 보면 방 구석구석 안 닿는 곳이 없을 정도 밤새 방 크기를 재기라도 하듯 돌아다닌다. 낮 동안의 생활이 어떠냐에 따라 잠자리의 움직임은 변한다. 여느 때와 달리 충분한 신체적 활동이 있었다면 그 만큼 근육이 풀어지기 위해서 뒤척이고 움직여야 하므로, 미동도 없이 조용히 잔다고 좋은 것이 아니다. 스스로 움직임 없이 고요하게 잔다고 생각되겠지만, 무수히 많은 움직임이 자는

■

동안에 일어나고 또 그래야만 한다.

그런데 밴드는 그 움직임을 철창에 가두듯 구속한다. 잠을 자야하는 순수한 이유가 억압받고 불면증이 전염병처럼 번지고 있는 지금, 예쁜 다리와 잠을 바꿔서는 안 될 것이다.

잠은 그렇다 치고 밴드로 묶인 다리의 구조적 측면은 어떠할까? 세 개의 밴드로 발목, 무릎, 그리고 무릎 위 허벅지를 동여맨다. 'O' 다리는 특히 무릎뼈가 바깥쪽으로 휜 것이다. 그래서 그 뼈를 안쪽으로 모아 조여주면 예쁜 일자 다리로 밤사이 변한다는 것인데, 이는 무릎이 바깥쪽으로 휘어 안쪽부분이 맞닿아 있는 것으로 바깥쪽에서 안쪽으로 힘을 주어 밀면 맞닿아 있던 안쪽부분이 벌어져 일자가 된다는 것이다. 그렇게 벌어진 공간에 아무것도 채우지 못하고 아침을 맞는다.

밤새 동여맨 밴드를 풀면 무릎의 안쪽은 벌어진 상태가 되고 일자가 된 것처럼 보이지만, 일어섬과 동시에 갑작스런 체중의 부하는 원래의 모양보다 더 바깥쪽으로 휘어지게 만든다. 건물의 휘어진 기둥이 무너질까 조였다 풀기를 반복하여 흔드는 격이다. 자는 내내 부실한 관절을 만드는 것이다. 이 같은 상황은 밴드를 하기 전 원래 무릎관절의 움직임보다 더 큰 무릎관절의 움직임을 만들게 되고 생각지도 않았던 '뚝뚝' 하는 소리, 순간적으로 삐끗하거나 조금만 걸어도 묵직한 느낌의 통증을 일으키게도 한다.

'O' 다리의 시작은 서 있는 생활에서 비롯된 것이다. 두 다리로 보행하면서부터 자신의 체중과 그 체중과 함께 누르는 중력이라는 힘을 이겨냄으로써 나타난 결과이다. 단순하게 얘기하자면, 구조적 변화는 환경 속에서의 몸짓의 반복이었고 자세의 연속으로 만들어진 결과물이므로 누워있는 자세에서는 뼈 구조의 결과에 대한 접근만이 있을 뿐, 환경적 중력이나 머리부터 발끝까지 이어지는 근육적 노력은 없었다는 것이다.

뼈라는 구조를 기초로 하여 움직이는 근육이지만, 단단한 뼈와 견고하지만 움직임을 허용하는 관절은 근육의 작용 없이는 그 상태를 유지하거나 'O' 다리의 무릎을 교정할 수는 없다. 반대로, 근육을 쓰지 않는다면 더 큰 변형을 초래하게 될 것이다.

■

아무리 뼈를 고른 위치로 돌려놨다 하더라도 그것을 유지하고 지탱할 수 있게 하는 열쇠는 근육에 있다. 동여맨 밴드는 근육역할을 할 수 없으며, 누워서는 무릎관절의 근육작용을 일으킬 수는 없다.

진정한 'O' 다리를 교정할 수 있는 방법은 서 있는 자세에서부터 시작해야 한다. 몸을 지탱하는 뼈와 그것을 지렛대 삼아 움직이는 근육이 함께 작용할 때 'O' 다리를 교정하는 첫 걸음이 된다.

일자로 뻗은 예쁜 다리는 다리의 역할인 지지와 무난한 이동의 움직임이 있고 난 뒤, 찾아야 할 사치와 같은 것이다. 그래서 볼 품 없이 휜 다리가 더 가치가 있을지도 모르겠다.

몸이 진정 원하는 것은 벌거벗은 그 자체이다. 기계적 접근이나 덧대는 보조기로 외형의 몸을 만들기보다 그 쓰임을 먼저 찾아야 할 것이다.

# 〉〉〉5 일상을 보지 않는 병원과 치료

## 1

## 수술과 비 수술의 싸움

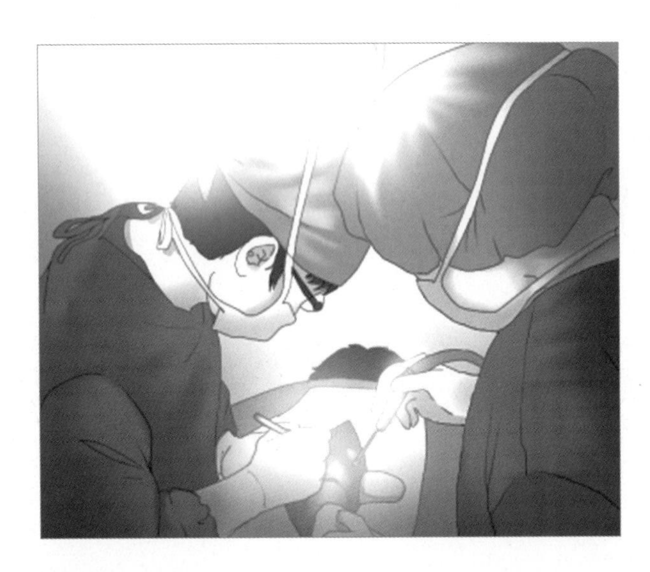

'디스크 수술'을 인터넷에서 검색하면, 제일 많이 눈에 들어오는 말들은 다음과 같다. '칼을 대지 않고 디스크를 제거한다.', '수술 없이 디스크를 치료한다.', '허리 디스크는 수술 없이 완치할 수 있다.', '허리, 수술만이 능사가 아니다.', '허리 수술 90%가 가짜다.'와 같이 수술에 대해 부정적 이미지로 일관되게 강조하고 있는 것을 볼 수 있다.

비수술적 주장은 이렇다. 몸은 치료 혹은 회복의 생물학적 능력이라는 강력한 시스템을 갖고 있다. 그래서 이것을 일깨워주는 도수교정 치료, 약과 함께 하는 추나 요법 또는 무중력 보행훈련을 통해 수술 없이 나을 수 있다는 것이다. 이들이 말하는 것은 자연치유능력으로 디스크 손상이 스스로 나을 수 있다는 말인데, 얼핏 들으면 수술 없이 낫겠구나 싶다. 하지만 이 같은 비수술적 주장에서도 절망스럽지만 5% 이상의 환자는 수술을 받아야 한다는 것이다.

그렇다면 비수술적 방법은 5%의 수술을 최소화하기 위해 그렇게 처절한 수술과의 전쟁을 벌이는 걸까? 아니면, 거대 95%의 환자를 끌어들이기 위한 방법으로 약소한 5%의 수술환자를 재물 삼는 상업적 광고에 불과한 걸까?

비수술을 강조하는 병원들은 환자에게 전제 조건을 단다. '이 약을 먹고 이 치료를 받으면' 좋아진다고 한다. '무리하지 마세요!', '심한 허리사용을 피하세요!' 라는 피상적인 잘못된 자세나 습관에 대한 지적 역시 한결같다. 과연 그럴까? 그 약과 그 치료가 지금까지 함께한 디스크 탈출증을 사라지게 하고 통증으로부터 자유롭게 해줄 수 있을까?

디스크 탈출증은 '포아' 와 같다. 포아는 '허성도의 도시를 걷는 낙타2' 중에 나오는 가상의 식물이다. '물 한 방울 나지 않는 사막에도 포아라는 풀이 산다. 이 풀은 5센티미터의 길이로 산다. 그러나 이 짧은 길이를 유지하기 위해 땅 밑으로 600킬로미터 정도의 뿌리를 뻗는다.' 라고 하면서 포아라는 식물을 설명하고 있다.

지면에 드러난 5센티미터가 우리가 힘들어 하는 삐져나온 디스크라 본다면, 그 디스크의 원인이 되는 뿌리는 600킬로미터인 셈이 된다. 눈에 보이는 디스크 탈출증은 보이지 않는 곳에서 수많은 이유의 긴 뿌리를 갖고 있는 것이다.

이 약과 이 치료 그리고 자세를 바로 하세요! 라는 가벼움은 병원문턱을 닳고 닳게 밟아도 낫지 않아 뒤늦게 수술을 받게 하는 결과를 낳기도 한다. 무조건 수술을 권하는 병원은 없다. 하지만 무조건 이 약과 이 치료를 해야만 나을 수 있다고 하는 병원은 널려 있다.

수술과 비수술과의 상업적 싸움은 디스크환자의 고통만을 줄뿐 이제는 멈춰야 한다. 깊고 긴 과거로부터 이어진 몸에 대한 현실을 냉철히 바라봐야 한다. 디스크 탈출증은 몸의 역사와 같다. 몸은 살아 온 세월만큼의 역사인 것이다. 포아와 같이 지면에 삐져나온 결과인 디스크를 잘라내는 수술로 원인 없는 완치를 보장할 수 없는 일이다. 또한 과거를 간과한 채 저질러지는 이 약과 이 치료라는 절대적 전제 앞에서 그리고, 병

■

원자체도 모르면서 일러주는 올바른 자세로 어떻게 몸의 역사(history)를 다시 쓸 수 있겠는가?

디스크질환은 원인이 아니라 결과이다. 결과에 대한 수술과 비수술과의 소모적 싸움에서 벗어나 원인은 일상에 그리고 그 주체가 되는 환자 자신에게 있음을 비수술적 치료에선 간과하지 말아야 할 것이다.

## 2

## 5분에 바뀌는 역사

'뚝' 하는 소릴 듣는다. '뼈가 부러졌나 봐요?' 디스크 탈출증이 확인되면 올 것이 왔다는 식의 절망감 속에 빠진다. 이때부터 불안해진 몸과 마음은 지속적이며 완벽한 치료법을 찾아 나선다. 병은 알리라고 했던가! 여기 저기 낯선 병원문턱을 넘는다. 넘는 발걸음은 마치 나를 버리지 말고, 내게 희망을 달라는 무거운 기대 탓인지 가벼운 발걸음이 아니다.

'어렵지만, 쉽진 않겠지만, 열심히 치료하면 생활하는데 크게 지장은 없을 것' 이라고 병원은 자신들의 부담과 책임을 덜어 내면서 그리고 환자의 기대는 실망과 희망사이에 걸쳐 놓은 채 치료를 해보자 한다.

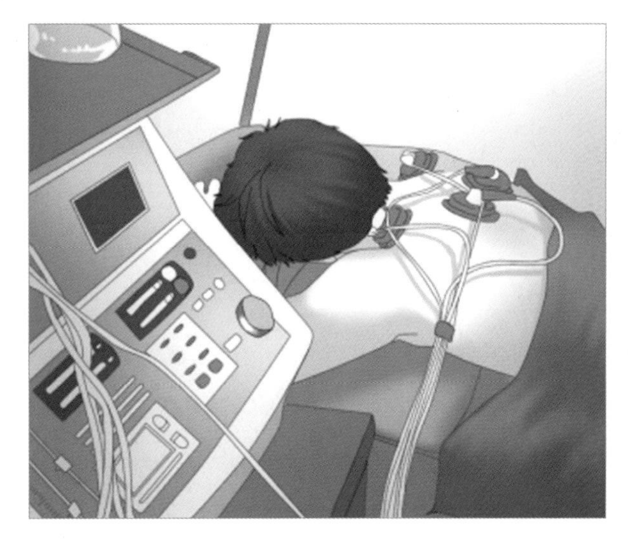

20분의 핫팩, 5분의 초음파 치료, 그리고 15분의 전기치료와 견인치료로 나을 수 있다는 믿음은 날이 갈수록 안개가 켜켜이 짙어지듯 아득하기만 하다.

이러한 상황에서 '뚝' 했던 그날을 기억하며, 더욱더 강력하고 공격적인 치료를 염두에 두는 것은 당연한 일인지도 모른다. 환한 불빛에 X-ray사진 몇 장 꽂아 두고 디스크가 삐져나온 거리를 표시하고 골반에 자를 대어 쭉쭉 선을 긋고 각도기로 움직임의 정도를 측정하여 몸을 기록한다. 환자 자신에 대한 몸의 역사를 가늠하는 것처럼 지저분해진 뼈에 여러 개의 선들과 차디찬 각도기를 대고 몸을 새로운 미래의 대칭적 틀 속에 맞추는 요란한 작업들이 시작된다.

■

'퉁퉁, 퉁퉁', '우두둑' 순식간에 어긋났던 뼈를 맞춰버리듯 '우두둑' 소리가 무섭지만 두 눈 질끈 감으면 된다. 그저 병원이 시키는 대로 몸을 내 맡길 수밖에 없다. 가만있으라면 쥐죽은 듯 있었고 숨을 쉬라면 쉬는 게 죄인이 된 환자의 몫이었다. 그렇게 교정 소리의 크기와 함께 호전을 보이지 않는다면 그 또한 고질병인 디스크라 그럴 수밖에 없다 한다.

몸이 낫는다는 것은 몸이 갖고 있는 역사를 돌이켜, 그 역사를 바탕으로 예전보다 나은 단계로의 진전을 의미한다. 그런데 앞서 말한 치료의 과정에서는 그 역사란 흑백 사진 한 장으로 펼쳐지는 장황하고 요란한 치료였을 뿐, 단순히 현실적 치료에서는 지금의 결과만을 보고 있다.

디스크부위가 아닌 다리길이를 재면서 머리부터 발끝까지로 치료적 범주를 넓혀 가며 새롭고 복잡한 기술과 다양한 치료법들을 내세우지만 실상은 조각조각 나눠 보기를 하고 그 조각을 현미경으로 확대하여 전체적으로 들여다보는 전체론적 치료(holistic treatment)가 아닌, 과거의 역사를 잊고 현재와 미래의 맞춰진 틀 안에 몸을 맞추어 가고 있기는 마찬가지다.

이렇게 몸은 맞춰지고 낫는 것인가? 또 몸은 그렇게 맞춰져야 하는가?

몸에도 역사라는 것이 있다. 지금의 몸은 지나간 역사가 이어지는 현재이다. 몸 곳곳에 생채기 같은 상처가 차곡차곡 쌓여 까칠하고 때론 맨들맨들한 흔적들의 투성이가 몸의 역사다.

'우두둑' 5분의 도수치료로 지금까지 살아온 40년, 50년의 긴 역사에 흠집이라도 낼 수 있을지 의심스럽다. 혹 그렇게 맞춰질 몸이라면 앉아서, 서서, 걸으면서, 지하철역에서, 계단에서 부딪치는 충격들 속에서 언제든 무너질 수밖에 없는 위태로운 몸일 것이다.

아무리 뛰어난, 이름 난 병원이라 하더라도 5분, 1시간 만에 그리고 3개월, 6개월 만에 몸의 역사를 바꾼다는 식의 거짓말은 해서는 안 된다. 5분 만에 바뀌는 역사라면 또

■

그 역사는 5분 만에 다시 쓰여 지게 될 것이 분명하기 때문이다.

지금까지 그렇게 약한 몸으로 살아 왔는가?

5분의 치료로 몸은 나을 수 없다. 하지만 5분의 치료를 받기 위해 환자 자신이 갖는 몸에 대한 관심은 몸을 낫게 하는 변화의 시작 이였음은 분명하다.

3

## 우두둑 I

목이나 허리의 통증으로 치료를 받아 본 경험이 있는 사람들이라면 알겠지만, 병원의 특성과 내세우는 치료법에 따라 여러 치료법들을 권유받고 경험하게 된다. 그 많은 치료방법들 중에 그나마 '괜찮았었어!' 라고 느꼈던 치료가 있었다면 아마도 치료사의 손을 통해 직접 치료 해주는 도수치료(manipulation)였을 것이다.

도수치료라는 것은 '徒手' 말 그대로 '맨 손으로 하는 치료' 라는 뜻으로 '카이로프랙틱(chiropractic), 추나요법' 등처럼 딱히 하나의 이름을 가진 것이 아니라 손으로 조작하는 모든 치료법을 통 털어 하는 말한다. 병원마다 서로 다른 치료법처럼 다양한 이름을 가지고 있지만 손으로의 치료한다는 것과 어긋난 것을 교정한다는 목표에선 서로 다르다 할 수 없다.

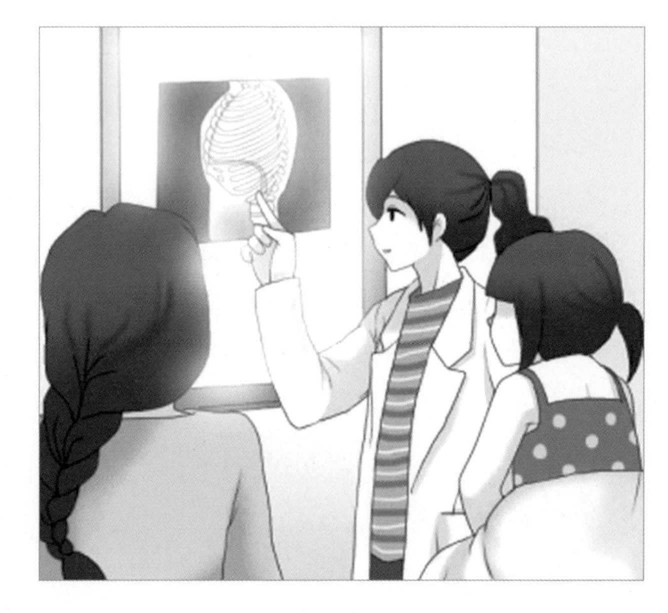

치료과정은 늘 이렇다. 의사들은 환자에게 X-ray나 MRI를 보여주면서 '여기 보이시죠? 휘어진 거. 여기가 문제예요. 정상적인 만곡이 아닙니다.' 라고 말한다. 그리고 이 치료를 받으면 더 이상의 손상을 막고 정상적인 생활도 가능할 것이라 말한다. 속이 다 들여다보이는 증거 앞에서 아픈 사람이 무슨 할 말이 있겠는가! 소홀했던 몸에 대해 환자는 떳떳할 수 없는 죄인이 되기 십상이다.

"자, 여기 누우세요! 힘 빼시고 아프지 않으니 놀라지 마세요", "우두둑!", "이번엔 엎드리세요!", "쿵쿵, 쿵쿵, 우두둑!", "다 됐습니다. 잠깐만 누웠다. 일어나세요!" 한다.

순식간에 머리부터 발끝까지 허둥지둥 전문가적 손길로 모든 치료가 끝난다. 체중부하가 큰 천장관절(sacroiliac joint)이 비뚤어져 허리, 다리까지 아프고 이는 또 턱관절, 목과 짝을 이뤄 서로 바꾸어 영향(Lovett Brother relationship)을 줄 수 있으므로 이곳을 치료하면 인체의 고유한 치유능력(inherent healing capacity)이 일어나 스스로 낫는다고 정신없고 상기된 환자를 안심시키려는 듯 연신 자신만의 치료원리와 방법들을 소개한다.

이렇게 치료는 정해진 수순에 따라 숙련된 손짓에 놀아난다. 문제는 환자가 바뀌어도 그 손짓은 한결같다는 것이다. 다음 환자도 또 그 다음 환자도 모두 이와 같다. 이는 X-ray나 MRI에서 보여주는 흑과 백의 구분처럼 몸을 획일적이고 기계적으로 본 탓일까? 그래서 모든 환자는 정도의 차이일 뿐 정해진 틀 속에서 동일한 치료를 적용해도 무방한 것일까? 질병은 같지만 환자가 다르면 치료법도 달라야 한다는 동병이치(同病異治)적 사고는 동양의학에서만 적용되는 말인가?

몸은 단지 뼈나 근육과 같은 구조들로만 움직이거나 그를 통해 통증을 유발하는 것은 아니다. '아픔' 이라는 것을 온 몸으로 알고 있는 유일한 사람, '환자' 는 몸의 해부학적 구조뿐만 아니라 나이, 성별, 직업, 성격 등 각자의 개인적인 특성이라는 것을 가지고 있다. 인간 모두의 지문이 다르듯 이 세상 어디에도 똑 같은 얼굴과 똑 같은 특성을 가진 사람은 없다. 만약 몸이 흑백사진 한 장을 보는 것처럼 단순히 구조와 기계적 기능이 같다면 동일한 진단 명 아래 개인의 특수성을 전제로 한 다양성을 무시하고 모두 같은 방법으로 치료해도 무방하다. 하지만 사람이 어디 그런가? 이 세상 어떤 누구도 같은 사람은 없다.

그런데 지금의 치료들은 어떠한가? 환자가 바뀌어도 같은 손짓에, 같은 소리를 내고 있다. 좋아지든, 나빠지든, 그저 그렇든 간에 어제와 오늘의 치료가 같다. 아마 내일도 같을 것이다. 모든 사람에게 왜곡된 보편성과 획일성으로 동일한 도수치료를 적용한다면 누구는 좋아지고 또 누구는 그저 그런, 아니면 말고 식의 치료로 끝나게 될 것이다.

머지않아 '적응' 이라는 속성이 갖는 무료함 때문에 치료를 받아도 안 받아도 되는 상황까지 환자를 내몰게 될 것이다.

분명한 것은 도수치료가 갖는 가치는 뼈가 맞춰진다는 '우두둑', '우두둑' 이라는 강력한 믿음과 기계적 조작만으로 끝나는 게 아니라, 그것으로부터 내 몸에 새로운 자극이 시작되고 그 자극으로부터 내 몸의 변화에 관심을 갖게 하는 출발점에 있다는 것이다.

지금도 여전히 '우두둑' 소리를 쫓고 그것만으로 나을 수 있다는 믿음을 갖고 오늘도 어제와 마찬가지로 치료하는 사람과 치료받는 사람이 있다면 그 치료는 멈춰야 한다. 나만을 위한 치료법이 따로 있어야 하고 환자 자신에게 걸 맞는 치료법을 병원은 고민해야 한다. 덧붙여, 오늘과 내일은 다른 날이며 또한 오늘과 내일을 달리 느끼는 몸일 때 치유는 시작된다.

허리 디스크라는 동일 진단명 아래 치료 역시 획일적으로 이어진다면, 각 개인이 갖고 있는 나만의 특수성과 우리 모두는 같지 않다는 다양성은 치료에서만큼은 철저히 보편성만을 따르고 있는 것이 된다. 또한 오늘과 내일이 다른 시간인 것처럼 치료받는 몸은 변해야 하는데, 몸이든 치료든 처음과 지금이 같다면 일상의 한 부분인 은행업무처럼 귀찮은 일 중 하나로 미루기도 하고 건너뛰게 되기도 할 것이다.

4

## 우두둑 II

'우두둑' 아픈 사람은 자기 자리를 찾지 못한 뼈들이 맞춰진 것처럼 의심과 희망 사이에서 놀란 얼굴로 상기되어 있다. 뻐근한 목을 돌려 본 사람은 알겠지만, '우두둑' 하는 소리가 꼭 어긋난 것이 제자리를 찾은 듯 '뚝, 딸깍' 하는 소리로 들린다. 자각적으로 이러한 경험을 해 본 사람은 지금 이 순간에도 몇 번의 '우두둑, 딸깍' 으로 맞추려 할 것이다. 쉴 새 없이 어긋났다, 다시 '획, 획' 돌려 어긋남을 맞추기 위해 비틀고 있다.

참고로, 관절에서 소리가 나는 이유는 여러 가지지만 그 중 기포의 형성이 대표적이다. 관절에는 혈액의 순환이나 관절자체의 사용 정도에 따라 관절내부의 압력변화나 혈액의 정체로 인해 뼈와 뼈 사이를 이루고 있는 관절을 감싸는 구조물들에 틈이 생기게 되고 그 곳에 가스가 생겨 기포를 형성하게 된다. 그 기포를 터트릴 수 있는 움직임이나 자극 또는 압력이 가해졌을 때 소리가 난다. 또 다른 경우는 관절에 분포한 관절낭 외 인대나 건이 순간적으로 자리를 이탈 할 때 관절에서 소리가 난다.

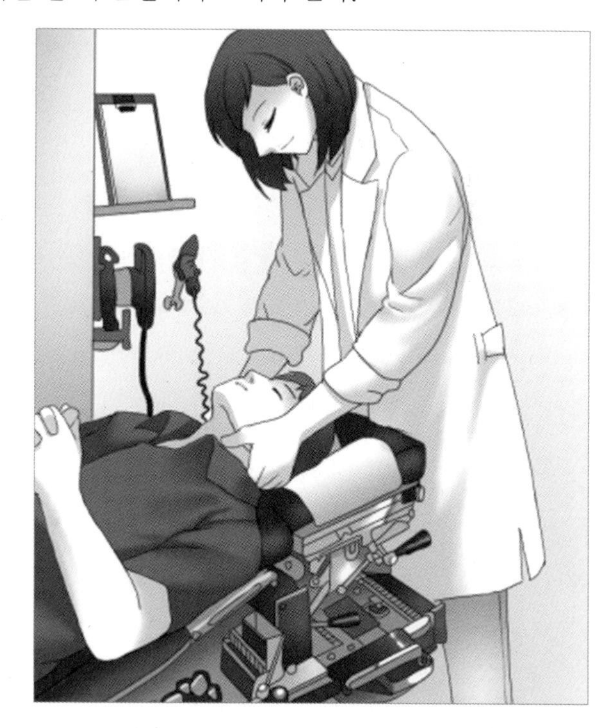

하나의 뼈와 하나의 뼈가 만나 이뤄진 관절은 인체에서 혈액순환이 가장 안 되는 부위이며, 흔히 무심결에 목을 돌리거나 일어날 때 무릎에서 '뚝, 뚝' 하는 것은 기포가 터지는 소리이다.

스스로 '우두둑' 하는 것은 관절에는 좋지 않은 습관이며, 치료에 있어서도 이런 습관을 가진 환자는 쉽게 좋아지지 않는다. 자각적으로 관절에서 나는 소리가 치료할 때 나는 소리와

■

같다라고 생각할 수 있지만, 사실은 그렇지 않다. 치료과정 중에 나는 소리는 환자의 몸이 충분히 이완된 상태에서 근육의 작용 없이 진행되기 때문에 관절에 직접적으로 힘을 전달할 수 있어 관절주변 조직에 손상을 최소화 한다. 하물며, 이러한 치료도 반복하게 되면 관절에는 좋지 않을 수 있는데, 자각적으로 하는 '우두둑' 이 좋을 리 없는 것은 당연한 일이다.

목이나 허리 관절의 디스크뿐만 아니라 손목, 어깨, 팔꿈치 등 대부분의 관절 문제는 움직임의 측면에서 본다면, 너무 많이 움직여서 나타나는 과대움직임(hypermobility)의 결과라 할 수 있다. 또한 관절이 감당하기 어려울 정도의 많은 움직임과 그로인한 위치의 불안정성 때문에 생긴 문제이다. 어긋날 때도, 어긋난 것을 맞출 때도 소리가 나지만 소리 나는 부위는 모두 과대움직임에 속해 있어서 관절입장에서는 가볍게 넘길 일이 아니다.

문제는 소리의 지나친 탐닉이 도를 넘어서 관절들을 망가뜨리는데 있다. 습관적으로 손가락을 '우두둑 또 우두둑' 했을 경우, 손가락 마디가 커져있는 것을 볼 수 있다. 더군다나 의례히 '우두둑' 돌리는 스스로의 행위는 근육의 움직임과 함께 관절에 강제적인 힘을 주어 내는 소리이다. 주기적으로 '우두둑' 돌리는 이와 같은 행위는 점차 관절주변을 닳게 하고 감싸고 있던 근육들은 이렇게 움직이는 관절을 보호하려고 뻣뻣한 긴장을 계속해서 만들어 낸다는 것이다. 그래서 '우두둑' 한 뒤 쉽게 뻐근해지고 또 그 답답함을 풀고자 다시 돌려 소리를 내며 관절의 과대 움직임을 유발하는 악순환이 반복되게 한다.

그러므로 자각적으로 내는 관절의 소리나 치료에서 날 수 있는 '우두둑' 은 상당히 조심스러워야 한다. 하지만 말초신경을 자극 하는 소리에 초연하기란 쉽지 않다. 아픈 사람도, 그 아픔을 치료하는 사람도 일단은 소리를 내고나면 뻣뻣한 움직임이 부드러워지고 크게 움직이는 것이 신기한 듯 좋아하기 마련이다.

■

자각적인 소리든, 치료과정에서 유발되는 소리든 이것은 중독에 가깝다. 존 사노[22]는 이것을 전형적인 플라시보[23] 효과라고 하였다. 그는 "어떤 환자들은 물리치료사에게 모든 희망을 걸고 있어서 플라시보 효과를 보이기도 한다. 그러나 교정술, 마사지... 등은 모두 통증이 신체 구조에 문제가 있다고 가정한다. 따라서 물리적으로 치료가 가능하다는 믿음이 깔려 있다. 이런 가정과 믿음을 뿌리치지 못한다면 통증은 사라지지 않는다." 라고 말하면서 이러한 '우두둑' 을 '마음에 들어, 기쁘게 만드는(placebo)' 거짓 효과쯤으로 소리에 대한 중독에서 벗어나야 한다고 과하게 지적하고 있지만, 일정부분 만연된 자각적, 치료적 소리는 귀담아 들을 일이다.

말초적 감각을 자극하는 소리가 뼈를 맞춰진 것이라 믿게 만든다. 하지만 그 관절은 또 다시 소리를 만들어 낸다. 그 과정은 관절의 변형을 만들면서까지 멈추지 않는다. 관절이 필요한 것은 불안정 속에서 소리를 내고 더 많이 움직이는 것이 아니라 원활한 순환과 안정된 관절에 지지기반으로 소리를 만들지 않는 것이다.

22) 존 사노(John E. Sarno) - 뉴욕의대 재활의학과 교수로서 우리나라에서는 '통증혁명', 'TMS통증치료혁명' 등의 저자로 소개되었으며, 로널드 시걸이 쓴 '요통혁명' 의 근간이 되기도 한 존 사노의 통증치료요법은 심리적 부분을 강조하고 있다.

23) 플라시보(placebo) - 유효성분 없이 심리적 효과만으로 호전을 보이는 위약의 라틴어다. 영어식으로는 'I shall please', 기쁘게 하리라, 즐겁게 하리라, 나을 거야 로 해석할 수 있으며, 존 사노는 물리적 요소 모두를 배제하고 오직 억압된 정서적 불쾌한 마음만이 통증의 원인이고 이 마음을 치료하는 것만이 통증에서 벗어 날 수 있는 유일한 방법이라 말하고 있다. 이 얼마나 엄청난 오류인가? 물리치료가 구조만 보고 있다고 질책을 받을지언정 마음이 없다 할 수는 없다. 존 사노 역시 물리치료가 플라시보라고 말하고 있지 않은가? 플라시보는 마음이 들어서야 가능한 일이다. 감각이라는 몸과 마음이라는 감정과 개인이라는 인식의 합일체가 '나' 그리고 '내게 있는 통증' 이다. 몸과 마음을 어떻게 떼어 놓을 수 있을지 의문이 든다.

5

## 이러다 말았는데

습관적으로 목과 허리를 돌릴 때 목과 허리 중 약한 곳에서는 한계점을 넘어 서게 되고, '이러다 말았던' 증상이 조절 불가능한 극심한 통증으로 변해 버리고 만다. 흔히 병원을 찾는 사람들의 과거력이 이렇다. '이러다 말았는데, 한 번도 이런 적이 없었는데' 왜 이런 통증이 갑작스럽게 생겼는지 이해할 수 없다는 식이다. 원인 없는 결과처럼 뒤통수를 맞았다 하지만 분명한 것은, 움직이는 인간으로서 자연스럽게 발생하는 통증은 처음부터 감당하기 힘들 정도의 통증으로 생기지는 않는다는 것이다.

나이가 들고, 일에 치이고, 스트레스가 커져 갈수록 소홀히 여겼던 '이러다 말았는데' 라는 몸의 삐거덕거림은 어느 순간 걷잡을 수 없이 몸을 무너뜨리게 한다. 병원에서는 이를 "임상적 증상으로 나타나지 않은 손상" 으로 치료를 받지 않아도 될 정도의 미세한 손상의 결과라 말하며, 과도한 사용 또는 잘못된 사용으로 나타나는 자연스럽게 생길 수 있는 질환이라 얘기한다.

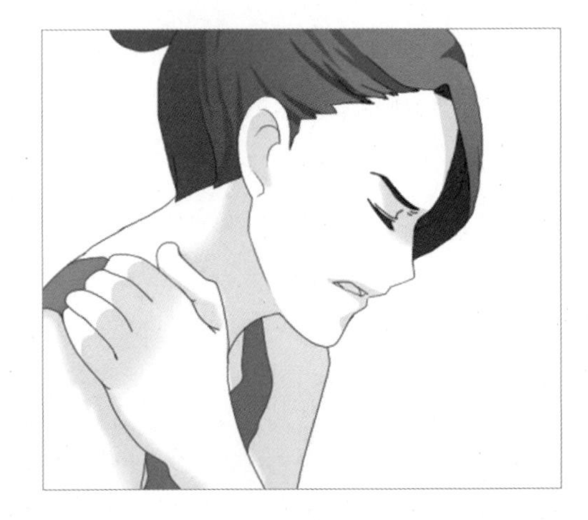

'뒷목이 뻐근해', '어깨 좀 주물러줘', '오래 앉아 있으면 허리가 뻑적지근해' 등, 하루에도 몇 번씩 겪는 일상이 그것이다. 그래서 인지 대부분의 경우 근골격계 질환을 매우 흔한 병으로 여기며, 빈번하게 앓는 감기정도로 생각하기 마련이다. 그도 그럴 것이 너무 흔해 때론 이 같은 건강의 문제에서 만큼은 전문가가 따로 없는 것처럼 보인다. '어제 좀 무리 했나', '이러다 괜찮아 져', '조금 쉬면 나아' 하며, 언제나 그랬던 것처럼 자신의 증상을 지레 짐작하여 방치하기 일쑤다. 이 후 정도는 심해지고 급기야는 극심한 통증으로 어찌 해 볼 도리가 없을 때 병원을 찾는다.

사실, 벌써부터 문제가 시작되었음을 병원도 알고 있지만, 병원 역시 급한 통증 앞에서 혼의[24](昏醫, 환자가 위급하면 저도 덩달아 허둥대는 자)적 치료로 급한 불부터 끄고자 한다.

"이제 거의 통증이 없는 거 같은데 어떡하죠?, 움직이세요! 통증이 완전히 사라지고 난 뒤 움직이면 이미 근육들이 약해져 더 오래 갈 수 있어요! 그러니 조심해서 무리하지 마시고 움직이세요!" 하며 이로써 병원의 역할을 끝낸다.

병원의 이와 같은 말은 목이든, 허리든 근육의 기능적 측면에서 보면 옳은 것이다. 하지만 문제는 아픈 사람 자신이 경험했던 '이러다 말았는데' 의 전형적인 일상은 '조심하세요, 무리하지마세요' 로 다시 아파질 것을 염려하는 듯하며 가벼이 끝내버리는데 있다.

'이러다 말았는데' 는 과거로부터 지금까지 그래왔던 것처럼 생활의 일부분이었다. 이미 예견된 문제의 일상생활은 목을 돌릴 때, 세수를 할 때, 물건을 들 때, 앉아 있을 때, 서고, 걷고, 계단을 내려갈 때처럼 잠자리에서 눈을 뜨는 순간부터 다시 잠자리에 들때까지 모든 행위의 곳곳에 자리 잡고 있었다.

그런데 통증이 사라지고 치료의 많은 시간이 흘렀다고 해서 그리고 약해질 움직임만을 생각해서 병원은 무작정 움직이라고 한다. 이 같은 병원의 처방은 움직이고자 하는 인간의 욕망처럼 급한 마음이 아닐 수 없다. '움직이지 마세요!' 라고 주의를 주더라도 움직이는 게 사람의 본성이다.

'목이, 허리가, 무릎이 아파요.' 하면서 병원을 찾는 수많은 근골격계 질환 환자들은 단지 '이러다 말았는데' 의 끝이 엄청난 통증이 될 수 있다는 문제만을 알았을 뿐이다. 급한 치료 후, '이러다 말았는데' 를 어떻게 해야 하는지에 대한 과제는 여전히 남아 있는 상태다.

24) 세조의 8의론. 조선왕조실록에 의하면 의학에 조예가 깊었던 세조가 의사의 종류를 8가지로 구분하여 의원의 자질이 어떠해야 하는지를 잘 말해주고 있다.

■

몸에 '문제'가 있다는 것은 문제를 경험한 환자도, 그 환자의 문제를 치료하는 병원도 알고 있다. 또 그 '문제'가 일상의 소소한 모든 것들로부터 비롯되었다는 것 또한 알고 있다. 그렇다면 극심한 통증을 벗어 난 환자는 '이러다 말았는데'의 증상이 다시 나타나면 미리 예방주사를 맞듯 병원을 찾아야 하는가? 또 그렇게 매번 생겨질 몸에 대한 문제로 병원을 찾는다고 하여 미리 해결해 줄 수 있을까?

해결해야 할 것은 이처럼 이미 유발된 몸의 '문제'가 아니라 '과제'에 있다. '이러다 말았는데'라는 일상생활의 숙제는 환자 스스로 풀어나가야 한다. 옳은 과제를 주고 잘못한 숙제를 지적하는 것이 병원의 역할이다.

일상의 소소한 것들이 몸을 아프게 한다. 병원을 찾았지만, 급한 통증만 사라졌을 뿐 여전히 몸의 '문제'를 일으킨 일상의 '과제'는 남아 있다.

■

### 세조의 8의론(八醫論)

1. 심의(心醫) : 대하는 사람으로 하여금 늘 마음이 편안케 하는 인격을 지닌 의자(醫者). 병자가 그 의원의 눈빛만 보고도 마음의 안정을 느끼는 경지로서, 의자가 병자에 대하여 진실로 긍휼히 여기는 마음가짐이 있고서야 가능한 품격.
2. 식의(食醫) : 병자의 병세를 판단함에 항상 정성이 모자라며, 병자가 말하는 병명만 기억하고 약을 짓는 자.
3. 약의(藥醫) : 스스로 병자의 성색을 판단하여 경중을 찾는 것이 아니고 병자가 구술하는 대로 약방문에 의해 약을 짓되, 병이 朝夕으로 盛衰가 있는 법과 병자의 허실을 비교하지 않고 병자가 호소하는 부위의 약만 마냥 먹이며 차도를 기다리는 자.
4. 혼의(昏醫) : 병자가 위급하면 저도 덩달아 허둥대는 자.
5. 광의(狂醫) : 병자가 제 고통을 호소하는 것이 항상 과장된다는 걸 모르고 오로지 병자의 말만 듣고 함부로 지어 먹이는 자.
6. 망의(妄醫) : 병자의 고통보다 병자의 의복과 행색을 보고 병자가 약값을 많이 내는가 적게 내는가에 관심 있는 자.
7. 사의(詐醫) : 의원의 행색만 흉내 내며, 스스로 안 아픈 이도 찾아다니며 제가 꾸미는 한 가지 약으로 만병통치라 우기는 자.
8. 살의(殺醫) : 춘하추동 계절이 바뀌는 이치와 생명이 살고 죽는 이치를 알지 못하며, 하물며 고통 받는 이를 보고도 함께 아파하는 마음이 없고 나아가 남이 지은 약방문에 일일이 아니다, 아니다 요란을 떨어 제 이름만 파는 자.

**김홍경의 '내 몸은 내가 고친다.' 중에서.**

## 6
## 이가 없으면 잇몸으로 I

발목을 삐어 병원을 찾으면, "인대가 늘어났네요. 물리치료 좀 받으시고 안정을 위해 당분간 간단한 깁스를 하세요. 불편하시면 목발을 짚고 다니세요."라고 한다.

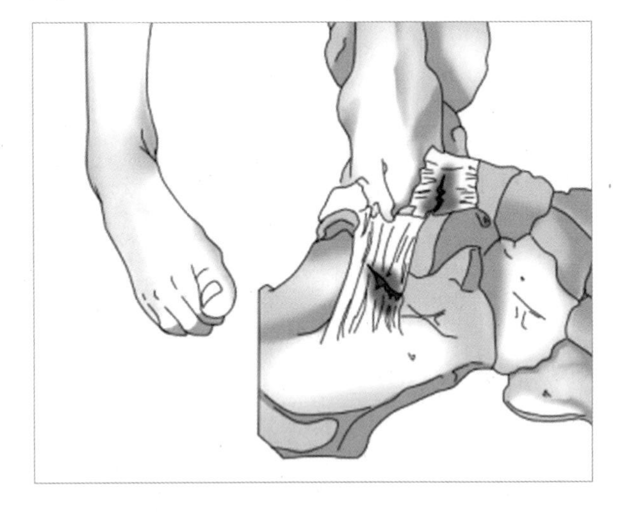

인대는 뼈와 뼈를 연결하는 구조물이다. 뼈의 이음부위에서 뼈와 뼈의 위치를 유지시킴으로서 관절의 안정성과 지지 역할을 한다. 인대 자체는 그런대로 유연하고 안정된 범위 내에서 관절의 움직임을 허용한다. 하지만 인대는 강하고 질겨서 늘어나고 줄어드는 신전성에서는 단점을 보이기도 한다. 한번 과하게 늘어나면 원래의 탄성을 잃어버린 고무줄처럼 갑작스럽게 가해진 힘에 저항하다 늘어 난 인대는 관절의 안정성을 잃게 할 정도로 헐거워지기도 한다.

'삐긋' 발목에 '인대가 늘어났다' 는 말은 버틸 수 있는 탄성저항보다 더 큰 힘이 순간 작용했다는 것이다. 원래의 복원력을 잃어버린 인대는 느슨하게 뼈와 뼈를 붙잡고 있는 관절상태로 안정성이나 지지의 역할을 할 수 없게 하고, 이 때 붓기를 가라앉히거나 극심한 통증을 조절하는 물리치료, 관절을 고정시키는 깁스, 또는 목발을 짚어 손상관절에 자극을 주지 않는 일련의 처치들이 이뤄진다.

이와 같은 과정으로 초기 붓기나 통증, 그리고 아직은 불편하지만 다시 걷는 데에는 단 며칠간의 치료와 안정으로 대부분은 빠른 호전을 보인다. 차츰 완벽한 걸음은 아니겠지만 걷기도 시작할 수 있게 된다. 처음보다 호전된 결과로 병원의 치료 시간과 횟수는 줄어들고 일상생활에서 별 무리가 없게 될 때 쯤, 병원은 환자에게 이렇게 말한다. "무리하지 마시고 가벼운 운동은 괜찮습니다. 이제 치료는 끝났습니다. 혹시 생활하시다 불편하시면 오세요." 한다. 발목인대손상 환자에게 해준 병원의 치료가 이렇듯 이뤄진다.

그런데 이러한 일련의 발목인대손상 치료에서 드는 한 가지 의문점이 있다. '인대가 늘어났다?' 에 대한 치료에서 인대는 어떻게 됐을까? 안정을 목적으로 하는 인대가 늘어났다면, 치료는 늘어난 것을 원래대로 돌려놓아야 한다. 하지만 붓기나 통증, 체중을 받는 불편함이 사라졌다하더라도 인대에 대한 얘기는 어디에서도 찾아 볼 수가 없다.

인대뿐만 아니라 모든 인체 조직은 손상과 동시에 그것을 자신의 모양으로 인식하여 원래의 모습으로 돌아 갈 수 없는 가소성[25]을 가지고 있다. 즉, 반복되어 늘리거나 순간적으로 탄성 범위를 넘어 헐거워져 제 기능을 잃어버린 상태가 된다는 것이다.

그래서 통증이 사라지고 걷는데 무리가 없다하더라도 발목관절의 안정성이 회복되었다는 의미는 될 수 없다. 인대는 안정과 지지 역할이 주 목적이다. 늘어난 인대가 복구되지 않는 이상 발목은 불안정한 상태로 언제고 다시 드러날 위험을 갖고 있는 것이다.

하지만 병원의 치료 어디에서도 이 같은 문제에 대한 언급은 없다. 늘어난 것이 원래의 탄성을 회복하여 제자리를 찾았기 때문에 발목이 괜찮아진 것인지?, 부러진 뼈가 더 강해진다는 식으로 늘어난 인대가 더욱 튼튼해진 것인지?, 아니면 한 번 늘어 난 인대는 영원히 복구되지 않으니 운명처럼 받아들여야 하는 것인지? 에 대한 답을 병원은 시원스럽게 주지 못하고 있다.

통증과 불편함이 사라지면 치료는 끝이 난다. 헐거워진 발목은 너덜너덜한 움직임으로 위태로운 걸음을 걷고 있지만, 인대가 늘어났다고 인대의 전문가인 병원은 정작 인대에 대한 말이 없다. 인대는 의지적으로 강화할 수 없기에 그냥 내버려두면 알아서 좋아진다고 하는 것 같다. 한 번 늘어난 인대는 그것으로 끝이다. 그렇다면 그 늘어난 인대를 대신 할 무언가를 준비해야 한다. 그것이 병원이 해야 할 마지막 역할이다.

25) 가소성(plasticity) - 고체가 어떤 힘을 받아 형태가 바뀐 뒤, 그 힘을 없애도 본디 모양으로 되돌아가지 않는 성질

■

관절은 안정성을 우선해야 한다. 그러한 관절의 안정성 구조물이 손상을 받게 되면 대신 할 무언가를 필요로 한다. 인대를 대신 할 무언가를 찾는 것이 최선의 치료가 된다.

7

## 이가 없으면 잇몸으로 II

발목은 도드라진 뼈밖에 보이지 않을 정도로 빈약한 부위이다. 바깥쪽과 안쪽에 볼록 튀어나온 뼈와 발이 발목관절을 이루는 것처럼 보이나 실질적으로 체중을 받는 발목관절은 안쪽에 있는 복숭아 뼈 그리고 발에 위치한 '거골'이라는 뼈 단 둘만이 이루고 있는 부분이 발과 발목이 갖는 관절의 전부다. 외부에서 눈으로 보이는 바깥 쪽 복숭아 뼈는 단지 안쪽 복숭아 뼈 옆에 붙어 있어 발과 발목과 관절을 이루는 안쪽 복숭아 뼈에 비해 그 자체로 불안정한 구조로 되어 있다.

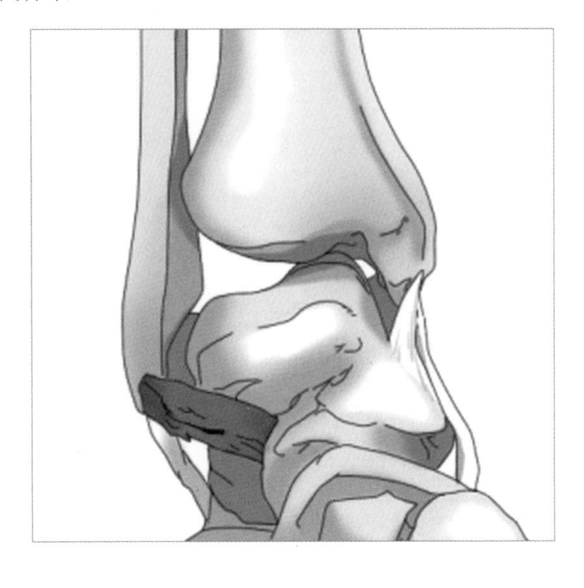

발목은 엉덩이관절처럼 두툼한 살이 있는 것도 아니고 작은 돌 위에 그 보다 큰 돌이 삐져나온 듯 뼈만 볼록하게 나와 위태로운 곳이다. 이러한 불안정을 잡아주기 위해 인대라는 것들이 촘촘히 자리하고 있어 그나마 체중을 지지하고 안정된 발목움직임을 하는 것이다.

하지만 움푹 패인 웅덩이를 밟거나 계단을 내려갈 때, 돌부리에 걸렸을 때, 얼음판에서 발목이 삐끗하여 손상을 받는 것처럼 일상의 주변 환경에서 취약한 부위가 발목이기도 하다. 체중을 지지하고 주변 환경에 대처해야 하는 발목 인대가 손상을 입는다면 단순히 발목관절만의 문제에 머물지 않고 통증으로부터 피하는 움츠린 보상이 몸 전반에 걸쳐 과잉반응을 일으킬 수 있으므로 다른 어느 부위의 손상보다도 빠른 처치가 필요한 곳이다.

그렇기에 당장 급한 통증이 사라지고 나면 빠르게 운동을 실시하여 늘어난 인대를 다시 튼튼하게 하고 발목 안정을 되찾을 수 있도록 해야 한다. 하지만 발목을 다치고 나서 통증이 사라지면 어떻게 운동하는가? 발목을 위 아래로 움직이고 돌려도 보고 스트레

■

칭도 하여 잘 움직이니 발목운동은 그만해도 되는 것처럼 문제없어 보인다.

그러나 발목안정이라는 입장에서 본다면, 움직임이 많고 잘 일어난다고, 유연성이 좋아졌다고 하여 발목의 기능이 회복되었다고 할 일 만은 아니다. 또한 안타깝지만 늘어난 인대는 본래의 모양과 기능으로 되돌아갈 수는 없다. 그뿐인가? 누구나 한번쯤 있었을 발목관절 손상을 되돌아본다면, 한 번의 손상으로 병원에서 이야기 한 치료가 종료된 후에도 무릎, 허리, 목 등에 없던 발목손상의 여파로 개운치 않은 뒤끝이 남겨졌으며, 이후 피곤하거나 조금만 무리를 하여도 시큰거리는 발목상처가 다시 돋아나는 기억이 있을 것이다. 이처럼 발목손상은 발부터 전신에 이르기까지 그 파장이 크다.

쉽게 가시지도 단순히 발목에만 국한되지 않는 이와 같은 손상에 대한 운동은 발끝부터 머리끝까지 고려해야하는 운동이여야 한다. 하물며, 불안정한 발목에 대한 운동이라는 것이 단지 위아래로 움직이고 돌리는 것으로 그치고 있다니 걱정스런 일이 아닐 수 없다.

병원치료에서는 늦었지만 발목인대의 팽팽함을 대신할 구조물을 찾고 발목안정을 위한 운동방법을 모색해야 한다. 인대가 제 기능을 할 수 없다면 인대의 기능을 대신 할 다른 구조의 도움을 받아야 하고 또 그 도움을 의지적으로 끌어낼 수 있도록 운동방법들을 제시하고 강화시켜야 한다.

하지만 인대나 그 밖의 인체 구조물들은 상당 부분 나름의 위치에서 자동적이며 무의식적으로 기능할 수 있도록 되어 있어서 이를 강화시킨다는 것은 쉬운 일이 아니다. 꼭 찾아야 한다면, 의지적인 조절이 가능하며 그러면서도 인대의 안정화 기능을 대신할 수 있는 구조물은 근육 밖에는 없어 보인다. 움직임을 목적으로 하는 근육을 덜 움직이게 하고 고정하여 관절움직임을 제한하는 것이다. 움직임을 제한하는 목적이 근육의 기능에 맞지 않는 말처럼 들리겠지만, 근육은 원래 위치나 길이에 따라 먼저 안정성을 제공하였고 그 안정 속에서 움직임의 범위를 확장하는 것이 근육의 일차적인 특성이었기 때문에 가능한 일이고 다른 선택은 없다.

발목관절 운동 역시 이러한 근육을 이용하는 것이다. 먼저 위 아래로 그리고 돌리는

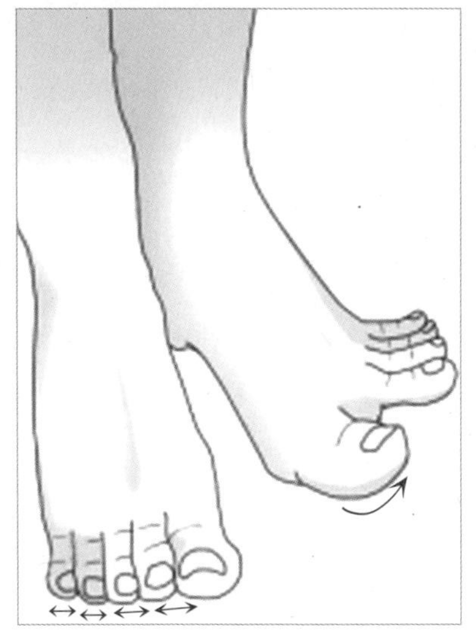

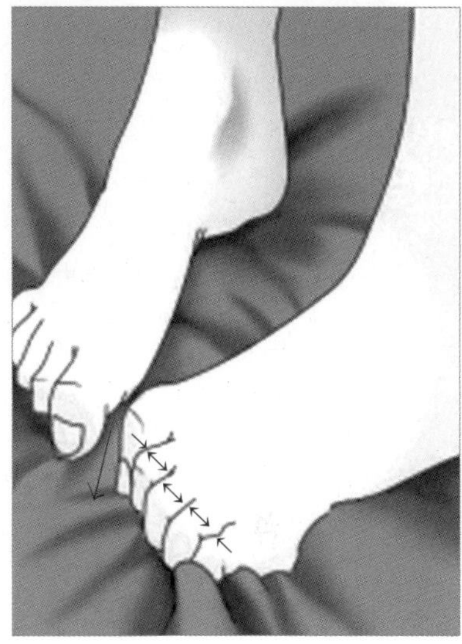

운동이 아닌 발목움직임 없이 발목주변에서 안정성을 제공할 수 있는 근육들의 단련이 우선적으로 필요하다. 참고로, 그림처럼 발가락을 벌리면서 들고 오므리면서 구부리는 근육은 발목의 불안정한 움직임 없이 기존 인대만큼의 안정성은 아니겠지만, 그 기능을 대신할 안정화운동을 시작해야한다.

이가 없으면 잇몸으로 산다. 치과 의사들은 치아가 없으면 과연 음식물을 씹을 수 있을까? 기능적으로 반문하지만 이를 대신 할 절박한 마음으로 잇몸을 선택하듯, 늘어난 인대는 근육이 대신해야 한다.

인대를 대신 할 수 없는 근육운동을 반복하여 무릎, 허리, 목 등이 망가져 봐야 정신 차리겠는가?

인대가 늘어났다는 말을 쉽게 듣지만, 그 늘어난 인대를 대신 할 운동법은 인대의 기능과 동떨어진 운동성에만 치우쳐져 있다. 늘어난 인대는 근육에게 손 내밀어 도움을 청하고 있지만 근육은 안정이 아닌 요란한 운동만을 반복하고 있다.

8

## 환자의 자유는 없었다.

처음엔 벗어나고 싶고 이내 익숙해지고 그것으로 의지하며 자족하다 결국 길들여지는 게 몸이다. 때론 통증이나 질환에 대한 몸의 구속이 이 처럼 길들여지는 안식일지도 모른다. 그래서 이 안식을 깨고 벗어나야 하는 두려움에 맞서기 보다는 더 깊은 통증이나 질환 속으로 빠져드는 선택을 하는지도 모른다.

처음 느끼는 몸의 이상은 익숙했던 작은 것 하나에도 짜증과 답답함으로 서둘러 벗어나고픈 생각들로 간절했지만, 여기까지야!, 더 이상은 허락할 수 없어 하며 가시 돋친 철조망이 내 몸을 세상 일들과 일정한 거리를 두게 하고, 둘러쳐진 날카로운 경계에 몸부림치게 한다. 그럴수록 철조망 넘어 바깥 세상의 동경은 클 수 밖에 없겠지만, 시간이 흐를수록 살갗이 찢기는 위험보다는 구속으로부터 자유를 낮추어 살도록 위안을 배우게 한다. 또 몸의 불편함은 '이만하면 됐다.' 하는 스스로의 체념까지 이르게 한다.

내가 어찌해 볼 수 없는 몸의 불편함은 누군가에게 도움을 청하게 한다. 도움은 환자 자신의 자유의지로 선택하여 시작되지만, 동시에 그 선택으로 구속이 시작되기도 한다.

가만히 뜨거운 것을 덮고 찌릿한 전기를 통해 아픔을 잊으려 하고 크기와 무게로 압도당하는 기계에 눌려 아무런 저항 없이 엎드리라고 하면 엎드리고 돌아누우라고 하면 돌아누워야 한다. 치료시간 내내 완전하게 이완되어야 하고 치료에 대한 의심과 두려움은 갖지도 말라고 한다.

'오늘, 치료는 끝났습니다. 일주일에 두세 번, 그러니깐 수요일 금요일, 아니면 월, 수, 금 이렇게 오세요! 아, 월요일은 바쁘니 화, 수, 금 이렇게 하죠!' 환자의 아픔을 견주어 매일 또는 일주일에 두세 번을 얘기하고 있지만, 내원하는 횟수는 아픈 사람의 기준에 따라 정해지기보단 병원의 편의를 더 생각하여 맞추는 듯하다.

두세 번이라는 말 속엔 지금 치료 후 환자가 다음 치료 시까지 불편함을 견뎌낼 수 있는 시간을 뜻한다. 또는 지금 치료효과의 유지시간이 어떠냐에 따라 결정해야 한다. 2, 3일이라면 그런대로 그 시간동안 견뎌낼 수 있어야 하지만, 딱히 몸은 그 시간을 맞춰 기다리며 아픈 것도 아닌데 통상 그렇게 정해 놓는다.

■

약속한 날만을 기다리고 있는 환자는 '내게 왜?' 라는 하소연 밖에 없다. '왜 내가?' 라는 물음은 벗어 날 답을 찾지 못할 것에 대한 두려움과 안타까움으로 무지한 철창 몇 가닥, 몇 가닥을 촘촘히 덧대게 한다. 그래서 일까? 환자는 치료날짜만을 손꼽으며 더더욱 병원에, 그리고 치료사 앞에서 온순한 양이 되고, 아픈 사람의 기대만큼이나 병원이나 치료사는 거대한 산이 되어 철창보다 단단한 구속에 스스로를 얽매이게 한다.

단 몇 분의 수동적 치료와 치료시간 외 나머지 하루를 환자 스스로가 책임져야하며, 수동적인 치료와 다음 예약시간까지, 하지 않으면 안 될 일들이 산더미처럼 쌓여 있다는 것을 알고 있으면서도 무작정 기다림에 갇혀 있어야 한다.

의지하고 구속되고 수동적인 것은 그런 것이다. 치료시간보다 환자자신만이 갖고 있는 수 많은 시간이 송두리째 빼앗겨도 아픈 게 죄라 식의 탄식 밖에 없는 그런 시간이 되어버린다.

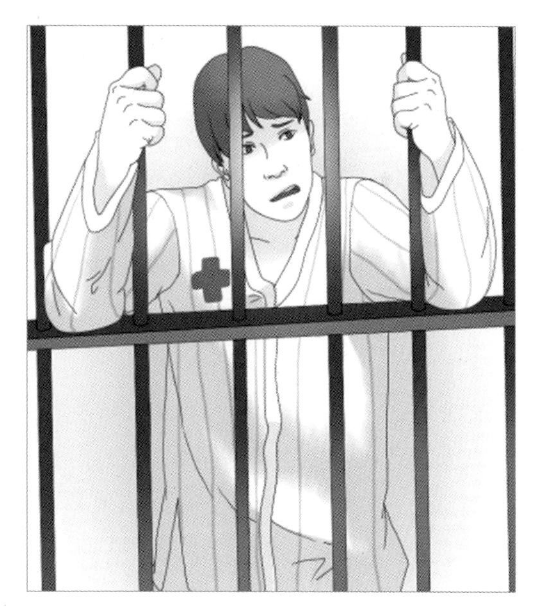

아픈 몸은 이러한 구속으로 묶어야만 낫는 것인가? 만일 나은 몸을 주었다하더라도 또 다시 비롯될 아픈 일상이 여전히 남아 있다면, 또 그 구속된 치료의 손길을 다시 찾기 힘들다면, 그 때는 어떻게 몸의 아픔에서 벗어나겠는가? 철창을 나와 자유의 몸을 만끽하는 것은 치료가 끝나고 난 뒤에 찾는 달콤한 보상으로 그 때까지 미뤄둬야 하는가?

아픔이나 질환으로 구속된 순간부터 이미 자유란 푯말이 함께 그 치료 위에 붙어있었는지도 모를 일이다. 처음부터 환자 자신의 일상생활의 변화를, 어제와 다른 오늘이 있도록 스스로 선택할 자유를 아픔과 질환을 통해 주웠던 것은 아니었을까? 다만, 병원이, 치료가, 그리고 내 자신이 머리 들어 눈여겨보지 않았을 뿐이다.

내안에서 비롯된 문제의 답은 내안에서 찾아야 한다. 잠자리에서 눈을 뜨고 일어 나 생활하며 잠자리에 들기까지의 모든 순간에 문제와 답이 있다. 질환이나 통증의 구속은 문제를 제시한 것이며 답이 될 수 없다.
환자 자신이 능동적 행위의 변화를 기초로 하여 치료가 이뤄져야 하지만, 현실은 수동적 치료와 수많은 구속에만 의지하고 있다. 그것이 환자가 스스로를 길들이는 습성이며, 이를 벗어나게 해 주는 것이 치료여야 한다.

9

## 자고 일어났더니 목을 돌릴 수가 없어요.

사람은 일생 중 3분의 1을 잠으로 보내고, 나머지 3분의 2는 각성상태의 활동으로 이는 잠과 무관하다할 수 없다. 깨어 있는 바쁜 일상에서 산더미같이 쌓인 일들을 해결하기 위해서는 잠을 줄일 수 밖에 없다. 사실 대부분의 경우 이러한 이유로 줄어든 수면시간 때문에 눈을 껌뻑이며 피곤한 얼굴로 일처리를 하는 것을 보면 잠과 깨어 있는 각성시간의 구분 없이 하루 내내 이어지는 것 같다.

하루라는 주기에서 잠이 얼마만큼 차지해야 좋은 잠인지는 알 수 없지만, 짧지만 숙면을 취한 후에 맞는 아침은 기분 좋은 예감으로 하루를 즐겁게 한다.

잠은 작은 소리에도 깰 정도의 얕은 잠(Rapid Eye Movement, REM), 누가 업어 가도 모를 정도의 깊은 잠(Non Rapid Eye Movement, NREM)을 교대로 반복하는 주기를 갖고 있다. 여기서 얕은 잠이란 '몸의 잠' 이라 해서 근육들이 긴장을 풀고 휴식을 취하는 주기를 말하며, 깊은 잠은 '뇌의 잠' 으로 자율신경이라는 신체의 최소기능을 남겨둔 채 뇌마저 긴장을 푼 상태를 말한다.

몸과 뇌가 번갈아 가면서 쉬는 시간이 잠이다. 이러한 잠은 중력을 이겨내며 걷고 서고 앉는 등의 신체적 활동으로 인한 긴장을 푸는 시간이고 일상의 크고 작은 스트레스로 지쳐있는 뇌를 이완시키는 과정이기에 자는 동안 움직이고 뒤척이며 험하게 잔다고 해서 핀잔을 줄 게 아니다.

그런데 신체적 이상에 대한 교정을 이 같은 누운 자세나 잠자는 자세에서 수행하고 그 원인을 잘 못된 잠자리에 있다고 지적하기도 한다.

'천장을 바라보는 자세에서 쿠션을 무릎 밑에 넣고 허리는 수건으로 괴시오. 옆으로 누울 때는 무릎사이에 쿠션을, 옆구리에도 쿠션을 받쳐라.' 또는 '허리디스크를 예방하려면 잠자는 자세를 바꿔라.' 한다. 비교적 같은 상태로 오래 지속하는 것이 누운 자세고 잠자는 자세이긴 하지만 잠결에 이 같은 자세가 흐트러지면 회초리를 들어서라도 교정을 해야 하는 것일까?

인위적으로 바꿀 수 없는 본능 그대로의 모습이 잠자는 자세다. 잠자는 자세를 어떻

■

게 하느냐에 대한 문제는 각성 상태의 생활에 비추어 보면 어깨에 얹어 진 먼지처럼이나 가벼운 문제일 수 있다.

걸을 때 어떻게 걷고, 앉을 때는 어떻게 앉아야 하는지, 물건을 들 때는 어떻게 하는 것이 중력을 잘 이겨내는 길이며, 이어 혹사당한 몸과 피곤에 지친 각성의 뇌는 잠들기 편안한 자세를 스스로 찾고 뒤척이며 잠에 빠져드는 것이다.

또 이런 경우도 있다. 몸의 이상을 지금의 바로 전 이어진 시간과 장소를 문제의 원인으로 정당화시키는데 잠자리는 중요한 역할을 만들기도 한다. '어제 밤, 잠을 잘 못 잤나 봐요. 목을 돌릴 수가 없어요!', '잠자리가 나쁘거나 잠자는 자세가 나쁘면 이튿날 아침에 목과 허리 통증이 오게 된다.' 등의 원인을 자는 자세와 잠자리로 핑계를 댄다.

이 얼마나 한심한 인과적 기전(causal mechanism)이란 말인가? 잠은 몸과 마음이 쉬는 회복의 시간이다. 그런데 왜 유독 어제 밤만 그렇지 못했는지 아침에 눈을 떠, 목이 돌아가지 않는 그 이유를 찾아야 한다. 같은 침대에서, 같은 요를 깐 방바닥에서, 같은 베개를 베고 어제와 같은 물리적 환경에서 여지 것 아무런 문제를 일으키지 않았는지를 추적하는 것이 자고 일어 나 목이 돌아가지 않는 이유를 찾는 것이다.

잠자는 자세도, 잠자리도 변한 게 없다. 그렇다면, 어제와 다른 무언가가 남아 오늘 아침까지 풀리지 않고 이어진 것이 무엇이며, 그 해답으로 3분의 2에 해당하는 각성 상태의 일상 밖에 없다는 결론에 이르게 된다.

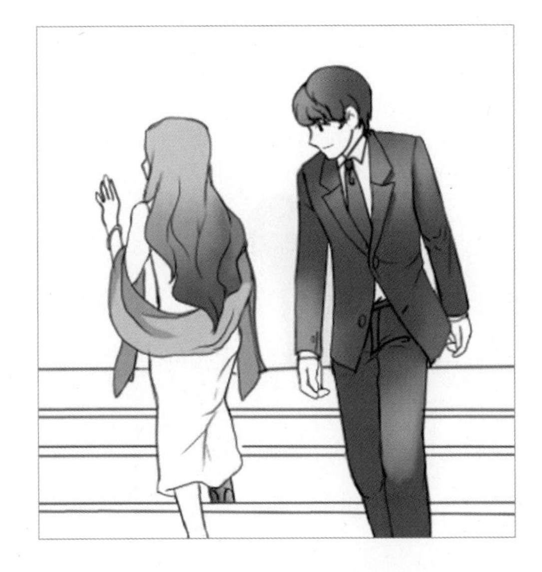

"여느 때처럼 계단을 내려간다. 어제는 누군가의 뒷모습을 계단을 다 내려가면서까지 고개를 돌려 한 참 동안을 바라보았다. 오늘 아침 그 여인의 뒷모

■

습은 잠에 취해 회상조차 없지만, 어제의 고개 돌려 본 목은 오늘 아침까지 이어져 기억하고 있다." 이것이 자고 일어 나 목이 돌아가지 않는 이유가 된다.

전날의 생활은 그대로 이어져 내일로 가기 마련이다. 어제의 익숙지 않은 몸과 어제의 골치 아픈 생각들이 뒤섞여 자는 동안 풀리지 못하고 '목이 돌아가지 않는 오늘 아침' 을 만든 것이다.

바꿔야 할 것은 베개나 침대가 아니다. 이브자리에서 눈을 뜨는 순간부터 다시 잠자리에 눕기 전까지의 깨어있는 자세와 일상에 있다. 돌아가지 않는 아픈 목을 부여잡고 서둘러 병원을 찾을 것이 아니라, 또 침대나 베개를 탓할 것이 아니라, 어제의 일상을 반성하고 변화된 오늘을 돌아가지 않는 아픈 목에게 선물로 주어야 한다.

잠자리 10시간보다 깨어 있는 일상의 1분이 더 중요하다.

10

## 유지만으로도 훌륭한 치료에요

통증을 이겨내기보다는 함께 살아가야할 동반자로 생각하기까지 내몰리게 했던 것은 통증이 갖고 있는 다양한 스펙트럼 때문일 것이다. 통증은 건강한 감각신경을 통해 척수를 따라 뇌까지 전달되는 생리적 현상이며, 의식과 인지를 담당하는 뇌 영역을 통해 통증의 원인과 그 통증을 멈출 전략을 짜는 의식과정으로 기억, 정서 등이 합쳐진 지극히 개인적인 감각이라 할 수 있다.

국제통증학회(IASP)에서 말하는 통증도 이와 같다. '실제적 또는 잠재적 조직손상에 연상되거나 이러한 손상으로 묘사되는 불쾌한 감각적, 정서적 경험이다.' 라고 하여 감각과 정서 모두가 존재해야 통증이라고 인정하고 있다.

그래서인지 자신이 통증을 느낄 때 마다 암울한 이야기로 살을 덧붙인다. 비통하고 우울하며 때론 억울한 감정까지 가득 채운다. 이를 빗대어 수전 손택(Susan Sontag)은 '은유' 를 경계해야 한다고 말하고 있다. '질병을 은유로서 기억하고 인식한다. 특히 특정질병에 대한 고정관념이 매우 강해서 그 틀 안에서 질병자체와 그 질병에 걸린 사람들을 판단하는 경향이 있다. 질병은 질병이며 치료해야 할 그 무엇일 뿐이다.' 라며 감정으로부터 단호하게 선을 그어야 질병에서 벗어날 수 있다고 한다.

하지만 질환을, 통증을 수전 손택의 말처럼 있는 그대로 객관화하는 일이 가능할까? 통증을 느낄 당시의 기억은 머릿속에 뚜렷이 각인되어 있지만, 조금 전 단 몇 분이 흘렀을 뿐인데 통증의 실제 감각은 묘사는 커녕 회상하기조차 힘들다. 통증은 자아[26]에 균열을 내기 때문에 자아의 기억 속에 담길 수 없다고 한다.

통증의 감각이 기억에서 사라져도 통증을 둘러싼 감정은 여전히 남아 있는 게 사실이다. 멜러니 썬스트롬(Melanie Thernstrom)은 통증은 은유를 거부할 수 없는 지독한 감

26) 정식분석이론에서 자아는 지크문트 프로이트가 인간 정신의 역동을 설명하려는 시도에서 제시한 3가지 요인의 하나로서, 프로이트의 용어에 따르면 자아(Ego : 라틴어로 '나' 라는 뜻)는 자아는 기억 속에 남아 있는 과거의 사건과 현재의 행위 및 기대와 상상 속에 나타나는 미래의 행위와 관련된 개인적 준거를 제공함으로써 행동에 지속성과 항상성을 부여한다고 한다. 특히, 무의식을 바탕으로 현실지향적 의식의 합일체로써 통증은 이러한 무의식과 의식의 균열을 일으켜 기억해 낼 수 없다고 말하는 것이다.

정이라고 말하고 있다. 존 사노(John E. Sarno) 역시 "통증은 왜 어떤 때는 갑작스럽게 나타나고 또 어떤 때는 천천히 느껴지는가? 신체에 영향을 주는 사건이 아무리 통증의 주범임이 분명해 보인다 할지라도 단지 방아쇠 역할에 불과하다는 점을 기억해야 한다. 통증의 원인에 대한 해답은 환자의 심리 상태에서 찾아야 한다."고

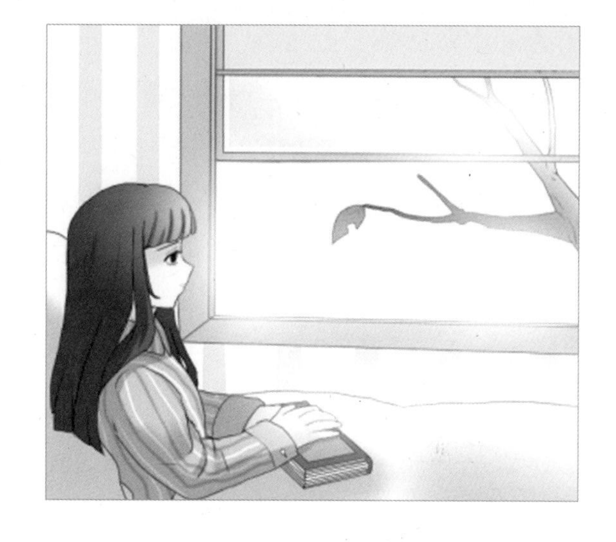

감정을 강조하고 있다. 저 '마지막 잎새'[27]가 떨어지면 따라 죽을 거라는 몹쓸 생각을 하는 것처럼, 통증이 머릿속에 엄밀히 말하면 마음속에 있다는 얘기다. 맙소사 이토록 아팠던 목이, 어깨가, 허리가, 무릎이 내 머릿속에 있었다니 어이없기도 하겠지만 분명한 사실이다.

통증이 지속되는 기간이 길면 길수록, 통증의 강도가 강하면 강할수록 이러한 흔적은 깊게 남기 마련이다. 급성통증은 통증이 뒤로 갈수록 또 통증의 강도가 강하여 긴급한 처치를 필요로 하며, 이후 진정된 통증은 자연치유력을 들먹일 만큼 여유를 가지고 손상부위가 나으면 통증도 사라지게 된다.

그러나 만성통증은 겉보다는 속으로 또 손상부위가 아닌 신경이 뻗어 있는 몸 구석구석을 타고 확장해 나가는 두려운 정서가 아픈 자의 삶의 일부분이 되어 함께 살아가고

27) 오 헨리가 1905년에 발표한 단편 소설로 '창문 밖에서 보이는 담쟁이 잎을 자신과 동일시하면서 담쟁이 잎이 다 떨어지면 자기도 죽을 거라는 생각을 한다. 그리고 그날 밤 폭풍우가 매섭게 몰아쳤지만 옆집 담쟁이덩굴은 끝끝내 살아있고, 단 하나의 잎사귀만은 끝까지 떨어지지 않았다.' 베어먼이라는 노인이 절망에 빠진 소녀에게 희망을 주기 위해 밤새도록 폭풍우를 맞으며 담쟁이 잎을 그리고 죽는다는 이야기의 소설이다.

■

있는 것이다. 느껴지는 정도의 신체적 통증과 가슴까지 뒤흔들어 놓는 심적 고통사이의 경계는 명료하지 않은 '만성' 이라는 말 속에 한꺼번에 묻혀버리기도 한다. 어쩔 수 없는 '만성이니깐' 으로 체념하듯 병원은 '유지만으로도 훌륭한 치료에요!' 라고 해도 환자는 달게 받아들여야 한다.

시간이 흐를수록 통증의 강도가 줄어들고 무뎌진 감각으로 적응하여 변해버린 것을 '유지' 라 하고 감각과 감정이 뒤섞여 묶어진 몸을 가졌으니 '유지' 라고 병원은 말하고 있는지 모르겠지만, 몸의 '유지' 라는 것은 지탱하고 나아가고 이어지는 미래지향적 의미의 현실이다. 어제와 다른 오늘을 맞으며, 매 순간 성장도 아닌 퇴화의 과정이라는 나이가 들어가는 시간 속에서 '유지' 란 쉬운 일이 아니며 비바람이 몰아쳐도 더 헤쳐 나아가는 것이 오늘과 내일의 '유지' 가 되는 것이다. 그런데 오히려 병원은 어제와 오늘만을 내세워 '유지' 를 했다고 한다. 내일로 이어지는 '유지' 는 없이 운명처럼 안고 살아가야 한다고 윽박지르고 있다.

고유수용성신경근촉진(PNF)이라는 치료법이 있다. 그 치료법의 철학은 "장애인이든 비장애인이든 아직 개발되지 않은 잠재적 능력이 있다."는 것이다. 분명한 것은 아직 개발되지 않은 잠재능력과 보다 나은 내일의 '유지' 를 위해 오늘의 피나는 노력이 치료에는 있어야 한다. '유지만으로도 훌륭한 치료에요!' 라는 안주 섞인 말에는 만성이라는 말에 숨어 지루한 싸움을 피하려는 병원의 항변임을 잊지 말아야 한다. 더더욱 환자 스스로는 '유지만으로도 훌륭한 치료에요!' 라는 말에 타협하지 말아야 한다.

'유지'를 한다는 것은 담쟁이 잎새가 하나 둘 떨어질수록 또 그렇게 마지막 잎새마저 떨어진다 하더라도 그 마지막 잎새를 비바람이 몰아쳐도 다시 그려 놓는데 있다.

## 11

# 유리 몸

구조적 측면에서 보면, 몸은 누구나 같다. 그러나 몸이 갖고 있는 흔적은 저마다 각기 달라서 일관된 분류는 불가능할지도 모른다. 몸의 시간과 살아온 환경 그리고 어떻게 사용했는지에 따라 나름의 모습으로, 같지 않은 생각의 존재로 각기 살아가고 있는 것이 몸이다. 이 세상에 나와 같은 몸을 가진 사람은 존재하지 않는다.

그런데 몸에 초점을 맞추어 진단을 내리는 전통의학에서는 목, 어깨, 허리, 무릎, 발목 등을 모두 같은 구조에서 출발한다. 구조는 같을지라도, 개인마다 다른 과정과 끝 역시 그러하리라 단정 짓기라도 하려는 듯 기계의 사양 또는 사용설명서(스펙-specification) 쯤으로 일정한 틀 속에 가둬넣기를 또한 서슴지 않는다.

* 씹을 때 어느 한쪽으로 씹지 마세요.
* 목을 내민 채 구부정하게 있지 마세요.
* 가슴을 펴세요.
* 양반다리로 오래있지 마세요.
* 한 자세로 오래있지 마세요.
* 베개는 높게 베지 마세요.
* 푹신한 침대는 피하세요.
* 똑바로 누울 때나 옆으로 누울 때 무릎 밑에 그리고 다리 사이에 베개를 고이세요.
* 허리를 구부리지 마세요.
* 한쪽으로 치우친 삐딱한 자세로 서 있지 마세요.
* 과다한 움직임을 피하세요.
* 하이힐을 신지 마세요.
* 콘크리트와 같은 딱딱한 바닥은 피하세요.
* 통증이 있으면 운동하지 마세요.

■

어디에 근거한 주의사항인지도 의심스럽지만, 이를 다 따른다는 것은 어쩌면 애들 손이 닿지 않는 선반 위에 올려놔야하는 유리잔처럼 모든 위험으로부터 벗어나려는 것이 몸에게 필요한 사용설명서가 된다. '유리 몸', '유리 선생'은 '언브레이커블'이라는 영화에서 사무엘 L. 잭슨의 별명이다. 단백질 합성의 문제로 뼈가 약해 팔다리가 부러져서 태어난 후 54번의 골절로 인생의 삼분의 일을 병원에서 지낸 사무엘 L. 잭슨의 이야기다.

위에서 말하는 사용설명서의 주의사항을 따른다면 몸은 사무엘 L. 잭슨처럼 깨지고 부서지는 것을 염려해야 하는 유리 몸이 된다. 현대의학의 객관성, 재현성, 보편성에 근거한  개인의 특수성을 무시하고 또한 유리벽 안에 갇혀 수많은 위험으로부터 격리시키려는 과잉보호가 몸을 나약하게 만드는지에는 관심 없이 주의사항만을 강조하고 있다.

과연, 이러한 주의와 염려를 가능하게 하는 근거는 무엇일까? 이것은 목, 어깨, 허리, 무릎, 그리고 발목이 본질적으로 구조가 같다는 것에서 비롯된다. 해부학적으로 같은 구조겠지만, 그것이 개인에게로 이어질 때 그 사람만의 목이 되고 그 사람만의 어깨, 그 사람만의 허리가 되어야 한다. 하지만 오십견, 디스크, 테니스 엘보와 같은 진단명에서는 그 사람이 빠져있고, 동일 진단명 속에 모든 사람은 같다. 누군가 '아니오!' 라고 나의 오십견, 디스크는 저들과 다르다고 외친다한들 그들은 다시 사용설명서를 뒤적일 뿐 고민의 시도조차 하지 않을 것이다.

철석같이 믿고 있는 의학적 상식과 현대의학에서 말하는 스펙(사용설명서)의 강요는 몸에 맞지 않는 보조기들을 고안하고 덧대어 정해진 몸만을 찍어내고 있다. 그러나 몸은 스펙이 될 수 없다. 금형으로 유리잔을 찍어내듯 모든 규칙들을 따를 때조차도 몸은 다른 결과를 보이게 된다. 그래서 몸은 이력(hysteresis)이라고 한다. 그 사람만이 갖고 있는 역사(history)를 들여다보기 위해 이력서를 받아들었음에도 불구하고 병원은 스펙으로 가득 찬 눈을 하고서 이 사람을 보기 전에 다음 사람을 뒤적인다.

■

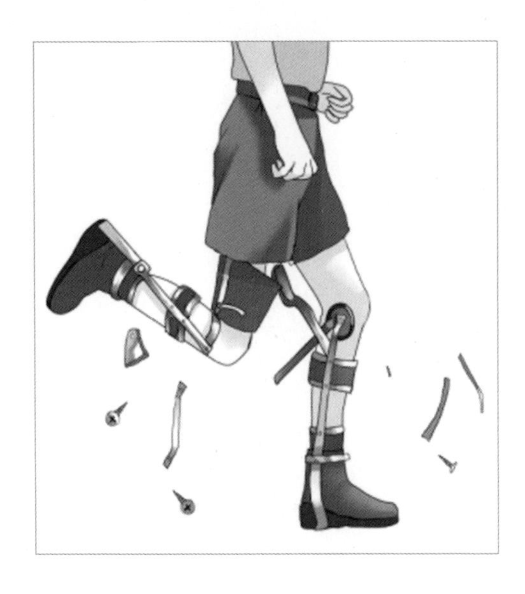

함부로 어찌 해 볼 수 없는 몸은 지나온 과거와 그것이 시작되는 미래의 일부에 속하는 현실에서 통증이나 질환으로 우리를 단순하게 만들 수도 있다. 모든 사람들에게 수 많은 규칙들이 지나온 과거와 앞으로의 미래를 대비하여 오늘 따라야 할 과제일 수는 있겠지만, 그것이 건들면 깨질 것 같아 조바심을 내야하고 떠받들어야 할 약한 유리 몸을 전제하는 것은 아니다.

그런데 병원은 이런 저런 이유로 더욱 섬세한 스펙만을 만들 뿐이지 그 사람만의 이력은 보지 않으려 하고 있다. 또 구조적 틀을 부수며 갖는 무한한 가능성을 스펙에서는 염두 해 두고 있지 않다.

획일적이고 틀에 박힌 주의사항들이 오히려 몸을 나약하게 만든다. '하지 마세요!' 라는 구조적 두려움을 계속해서 나열하기보다는 '하세요!'라는 용기의 마음으로 두려움에 맞서게 하는 무한한 가능성을 제시하는 것이 치료의 역할이다.

12

## 변화

“병이 나면 평소 좋아하던 음식이나 행위를 끊고 싫어하던 것을 먹거나 행해 보라.”는 것은 원나라 식경(食經)에 나오는 말이다. 이에 따르면 병은 일상의 반복된 습관이고 무료한 일상에 새로운 시도나 자극이 몸을 낫게 한다는 말이 된다.

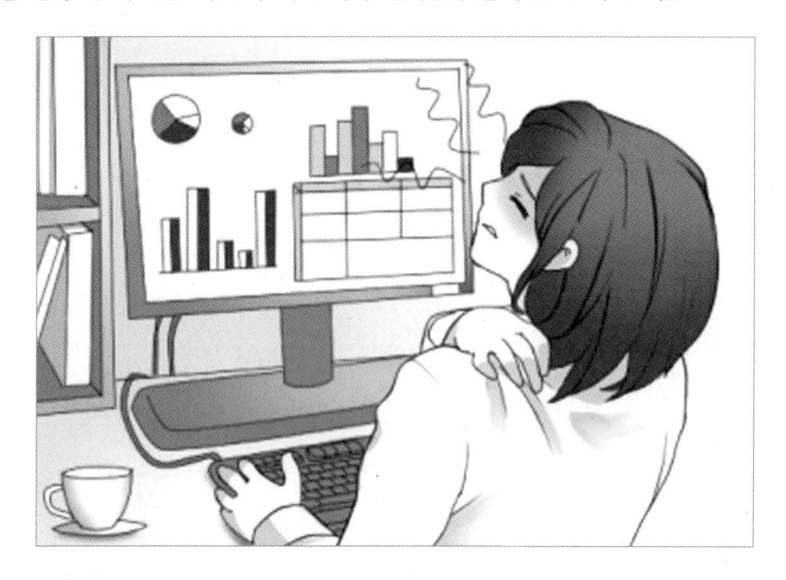

매일같이 반복되는 분주한 일상처럼 ‘5분만 더...’를 외치며 깔깔한 혀에 밀어 넣듯 무딘 아침을 때우고 떠밀리듯 쫓겨 학교로, 직장으로 자신의 일과를 시작한다. 어제 밀려둔 과제나 일, 그리고 던져지는 새로울 것 없는 일에 대해 아침부터 머리는 지끈한 답답함만이 쌓여간다. 어제와 다른 점심을 고민해보지만, 엊그제 먹은 같은 점심식사의 반복일 뿐 빈 뱃속 창고를 채우듯 우겨넣기에 바쁘다. 나른한 오후는 흐릿한 시계바늘을 쫓아 일과 중 제일 길게만 느껴진다. 월요일부터 금요일, 일주일 내내 무감각한 오늘과 별반 다르지 않게 보낸다.

가벼운 감기몸살이라는 병(illness)에 걸렸을 때를 상상해 보자. “병이라는 핑계는 밝게 흩어지는 빛이 방을 한가득 채울 때 까지 늦은 아침을 맞아도 좋다는 허락 속에 있다. 부은 목구멍 때문일까? 평소 우겨넣던 음식물은 이제 구석구석의 감각들을 자극하

■

며 급하게 삼킬 수도 없어 천천히 음미하게 한다. 집주변 간간히 메아리처럼 들려왔다 사라지는 소리마저도 싫지 않고 나른하니 좋다. 맨발로 걷을 때면 푹신한 느낌이 온 몸으로 부드럽게 전해져 온다. 아프기 전, 어제는 느끼지 못했던 모든 감각들이 알에서 막 깨어 세상에 나온 듯 하얀 손에 엷은 정맥이 파랗게 보인다."

병은 본능적으로 익숙한 것들에 맡겨진 몸을 새롭게 느끼고 유지하고 보호하고 꾸미라는 경고와 깨달음의 신호와 같다. 입에 맞는 것만으로, 머리의 노동과 그저 그런 육신의 움직임만으로는 충분한 건강을 유지하기란 쉬운 일이 아니다.

가벼운 감기는 그러한 일상을 되돌아보게 한다. '어제 춥지는 않았는지?, 날씨가 어땠는지?, 걱정거리가 있는지?, 잠은 잘 잤는지?, 먹는 것은 어떠했는지?' 등 자신의 일상 중 무언가에 대한 경고이고 그에 따른 반성의 시간을 가지라는 듯 콧물을 흘리며 머리를 아프게 한다.

그러나 일상의 되돌아 봄 없이 그에 앞서 병원을 찾는다. 감기는 빠르게 쳐부수고 무찔러야 할 병으로만 여겨서 공격적으로 약이나 주사 한 대 맞고 일상의 급한 복귀를 서두른다. 감기는 약이나 주사에 앞서 내가 가졌던 일상으로의 '변화' 를 경고하는 것이고 깨달으라는 신호였음을 무시하고 다시 일상의 그곳으로 쫓기 듯 몸을 되돌린다.

식경에 나오는 말처럼 먹지 않았던 것을 먹고, 하지 않았던 움직임을 하라는 말의 행간은 무감각한 모든 것들에 대한 따끔한 '변화' 를 지적하고 있고 그래서 병은 무료한 일상을 벗어 나 나를 돌아보는 시간이며 환경이어야 한다고 강조했던 것 같다.

'말기 암이니, 가망이 없습니다!' 라는 말을 뒤로 하고 지금의 모든 것들을 버리고 산으로 간다. 몇 년이 지난 후 암세포가 '사라졌다!' 라는 기적 같은 말을 듣기도 한다. 이는 내가 속한 모든 것을 놓아버리 듯 훌쩍 떠나 산속의 맑은 공기를 마시고 도시에서 하지 않았던 괭이질 때문에 좋아진 것일까? 그렇다면 시골 공기 좋은 곳에 사는 사람들은 병에 걸리지 말아야 하지 않는가? 겉으론 그럴 것이다 생각되어지겠지만, 몸이 낫는 본질은 일상의 '변화' 에 있다. 지금까지 살아 온 생활에서 비롯된 병이니, 지금의 생활을

■

바꾸는 것이 이 병을 다스리는 시작임을 병을 극복한 이들이 간곡히 말하려는 것이다.

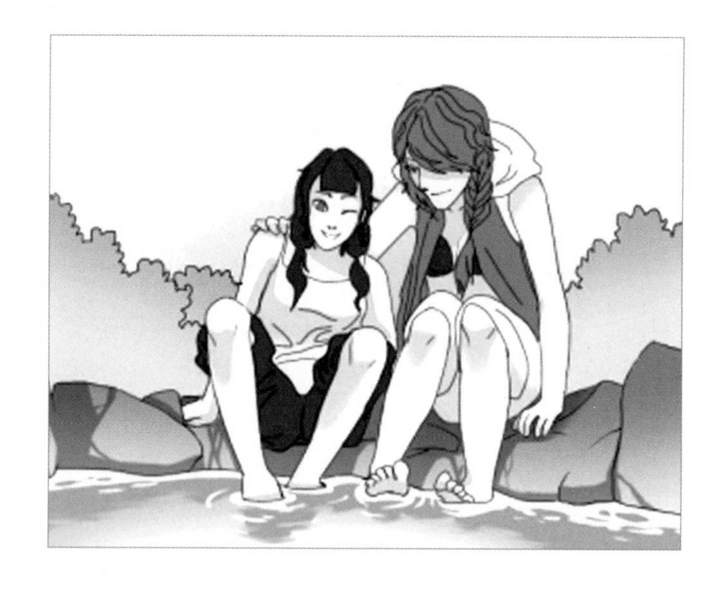

허리가 아프다고 하여 병원만 찾는다면 그래서 분주한 일상에 귀찮은 과제 하나가 추가된 것이라면, 하루 이틀 반복되는 아픈 허리의 치료가 무료한 일상이 되지 않았나 되묻고 싶다. 이러한 허리는 결코 나을 수 없는 만성으로 더욱 더 무력한 일상을 만들게 될 것이다.

병은 이름 난 병원을 찾아 둘러보는 시작이 아니다. 자신을 돌아보는 생각과 습관과 일상을 바꾸는 변화의 새로운 시작이 되어야 한다. 그래서 더 이상 바꿀게 없을 때 병원에게 '변화'를 묻는 것이다.

*일상의 무료함에 어딘가로 떠나고 싶은 마음이 간절히 들 때, 병은 가장 가까이 있는 여행지와 같다. 하지만 그 마저 머지않아 떠나고 싶어지면 어떻게 할까?*

## 6 흉내내기에 앞서 알아야 할 운동의 상식

### 1 마음과 몸을 달리한 운동

운동에 대한 생각은 한편 스트레스로 작용하기도 한다. '이런! 배가 언제 이렇게 나왔지, 온 몸이 뻐근해, 답답해 죽겠네, 운동을 해야 하는데!' 하며, 걱정만을 앞세우고 선뜻 실행을 하기보단 즐거워야 할 운동이 언제고 해야 하는 숙제처럼 생각하게 된다.

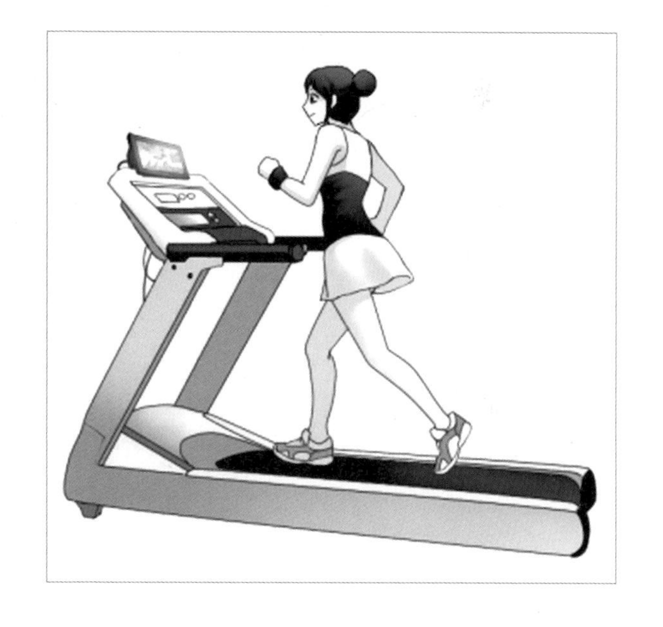

학교 운동장을 걷고 줄넘기도 해보고, 윗몸일으키기도 해보지만 무작정 따라하는 것만 같고 한만큼의 결과를 확인하기 모호해 며칠을 보내다 '이게 아닌데' 라는 찜찜한 생각을 떨쳐버리기 힘들어져, 마침내 헬스장등록을 결심한다. 자기의 절제를 한계삼아 돈을 내고 기계와 씨름하며 주변 사람들과 경쟁이라도 하듯 스스로를 독려하기 위해선 헬스장만한 게 없어 보인다.

해야 할 것도 많고 알아야 할 것도 많은 지금의 사회에서 조금이라도 시간을 쪼개어

■

살아가야하는 현실이 답답하지만, 그래도 없는 시간 속에 처음의 의연한 마음가짐이 몇 일만에 무뎌져도, 흩어진 마음을 다잡고 헬스장 문턱을 들락날락한다.

낯선 환경, 서툰 장비들이 차츰 익숙해지면서부터 운동은 지루하기도 하고 한눈을 팔게도 한다. 그래서 좀 더 생산적인 일을 생각해내고, 보다나은 시간 관리로써 운동과 더불어 할 색다른 무언가에 대한 생각으로 이어진다. 헬스장에서도 이러한 회원들의 생각과 욕구를 알아채고 운동기구 앞에 대형 텔레비전이며, 신문이나 잡지를 볼 수 있도록 하고 있다.

아름다운 백조의 자태처럼, 물속 발은 쉴 새 없이 자전거 페달을 돌리고 물위 백조의 눈은 고상한 생각들로 텔레비전과 신문, 잡지를 떠나지 못하고 있다. 마치 제 갈 길이 따로 있는 듯 머리는 복잡한 사건들로 그리고 다리는 죽어라 움직여 댄다. 머리와 다리가 서로 다른 길을 걸어도 된다는 식의 편의가 지루한 운동을 보상하고 있는 것이다.

머리는 머리대로 다리는 다리대로 그렇게 각자의 역할로 나눠질 때, 처음에 가졌던 운동에 대한 스트레스는 어느 정도 해소 되었을지 모르겠지만, 학교 운동장을 걸을 때처럼 모호한 결과를 맞는 것은 헬스장도 마찬가지다.

헬스장에서 머리로는 하루의 일을, 그리고 몸은 수축과 이완을 기계나 다름없이 반복하며, 헬스장에 갈라치면 빈번히 잡히는 약속들로 인해 이틀 삼일 미뤄지게 되고 급기야는 비싸다 여기던 회비마저 포기하기에 이른다.

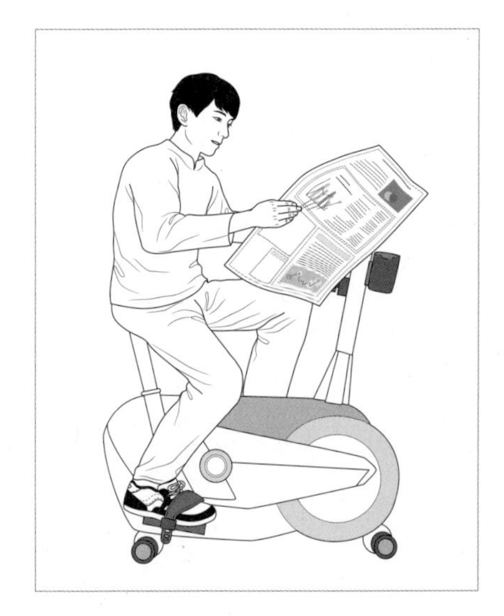

운동의 의미는 기계적이거나 칼로리의 소비만을 의미하지 않는다. 내가 하는 호흡이 어떻고, 쿵쿵 뛰는 심장소리를 듣고 어느 부분에 힘이 들어가는지, 또 뻐근한 느낌이 드는 곳은 어딘지, 운동 중 내 몸이 내는 소리를 듣고 그로

■

인한 몸의 변화를 느끼는 것이 운동이다. 다시 말해, 마음이 몸을 바라보는 시간, 마음과 몸이 함께 느끼는 순간들을 운동이라고 한다.

몸과 마음을 달리하게 하는 헬스장의 분위기도 문제일 수 있지만, 또 정작 문제가 되는 것은 헬스장이나 장비가 없는 운동장이라는 운동장소나 기구에 있지 않다는 것이다. 기계적 헬스보다 먼저 내 몸에서 일어나는 소소한 변화와 이마에서 빰을 타고 흐르는 땀을 느낄 수 있을 때, 그것이 건강한 운동이라 할 수 있다.

운동은 여행과 같다. 여행을 떠나기 전 설렘에 잠 못 이루고 여행을 마친 뒤 갖는 포근한 일상 그 한가운데 여행이라는 것이 있어 좋은 것처럼, 운동의 시작과 과정 그리고 끝에 이르기까지 마음과 몸이 함께 있어야 좋은 것이다.

결코 생산적 시간으로 쪼개어 운동을 몸은 몸대로 마음은 마음대로 따로 나눈다면, 그저 그런 시시한 이야기의 드라마처럼 뻔한 결말의 몸을 갖게 될 것이다.

몸의 변화를 읽는 것이 운동이다. 숨소리, 근육들의 뻐근함, 일상에서 쉬이 갖지 못하는 살아있다는 몸의 감각들의 변화를 마음과 함께 느끼는 것이다.

## 2

## 운동과 일의 차이

우울한 마음이 묻어 나는 걷는 모습[28]을 보면, 다가가 어깨라도 두드리고픈 마음은 보여지는 몸뚱이가 아니라 마음을 토닥여 주고 싶은 것이다. 마음의 명암에 따라 몸은 무겁기도 하고 가벼워 보이기도 한다. 우울하고 쳐진 마음은 계단을 내려가는 움직임과 같아 금세라도 덥석 주저앉자 땅속으로 들어갈 듯이 무겁게 한다. 이와 반대로 활기차고 즐거운 마음은 땅에서 멀어지고 하늘에 닿을 듯 가볍게 계단을 오르게 한다.

투박한 몸이지만 겉으로 드러난 마음에 따라 보이는 몸짓은 서로 다르다. 목적이 있는 마음은 몸을 움직여 자신의 한계를 극복하겠다는 흥분, 고통, 그리고 그 속에서 갖는 희열이 뒤섞여 한계치를 뛰어 넘는 에너지를 쏟게도 한다. 운동이 그렇다.

하지만 인간의 모든 활동이 마음을 대변하고 몸을 움직였다고 해서 그것을 운동이라고 단정 지을 수는 없다. 예를 들어, 2층 사무실로, 지하 식당으로 일상의 대부분의 동작이 그러하듯 단순히 오르고 내려가는 육체적 행위만이 반복될 뿐 선뜻 운동이라고 할 수는 없다.

익숙해진 행동, 활동, 그리고 움직임 등 대부분의 일상동작은 마음을 읽어내지는 못한다. 그렇지만 일상에서 이뤄지는 수많은 움직임들에 마음이 잠시라도 녹아들어 있다면 얘기는 달라질 수 있다. 계단을 오르내리는 단순한 일상의 움직임도 마음이 들어서면 그것은 운동이 된다.

활동을 하는 인간으로서 무조건적으로 어떤 성격의 활동이든 상관없이 마음이 따른 움직임이라고 볼 수는 없지만, 그 속에 감각의 집중이라는 마음이 들어서면 운동은 가능한 일이 된다.

빈둥대는 마음 없이 계단을 오르는데 집중하는 것이다. 계단을 오른다는 것은 높이 오르는 생각이며 그래서 좀 더 위쪽에 가까워지려는 행위로 머리를 드는 것으로부터 시작된다. 또 머리를 든다는 것은 눈을 통해 보다 높은 곳을 향하여 마음을 전하는 것이

28) 감정선(emotive line) - 수직적, 수평적, 대각선적, 그리고 만곡이 기분에 따라 만들어진다. 이미지-외모로서 전반적인 감정 상태를 몸에 드러낸다.

■

다. 오르려는 마음은 시작되고 몸은 오르기 위해 펴는 기능에 시동을 건다. 머리부터 발끝까지 구부렸던 모든 부위는 펴기 위한 과정일 뿐 그 끝은 오르려는 몸에 힘을 실어준다. 이렇게 온 마음과 온 몸이 하나로 일치될 때 계단을 오르고 또 내려가는 단순한 동작에서도 마음이 전하는 것을 몸이 읽어내듯 운동이 될 수 있다.

하물며, 운동을 하면서 이 시간이 빨리 지나갔으면, 자꾸 퇴근시간을 확인하는 것처럼 벗어나고픈 생각으로 뻘뻘 땀을 흘리고 숨이 찬다. 해머(hammer)로 하루 종일 쇳덩어리를 두드리며 월급날만을 손꼽아 기다리는 기계적인 육체노동을 운동이라 하지 않는다. 몸과 마음이 서로 다른 곳을 바라보고 있을 때 그것은 운동이 아니라 일이되고 만다. 운동은 목은 목대로, 팔은 팔대로, 아랫배는 아랫배대로 서로가 상관없는 듯 눈 질끔 감고 급하게 해치워 버리는 일이 아니다. 또 계단을 오르고 내려가는 것이 운동이 된다고 떠벌리지만, 두 다리의 기계적 행위에만 팔려 있는 사람은 일을 하고 있을 뿐이다.

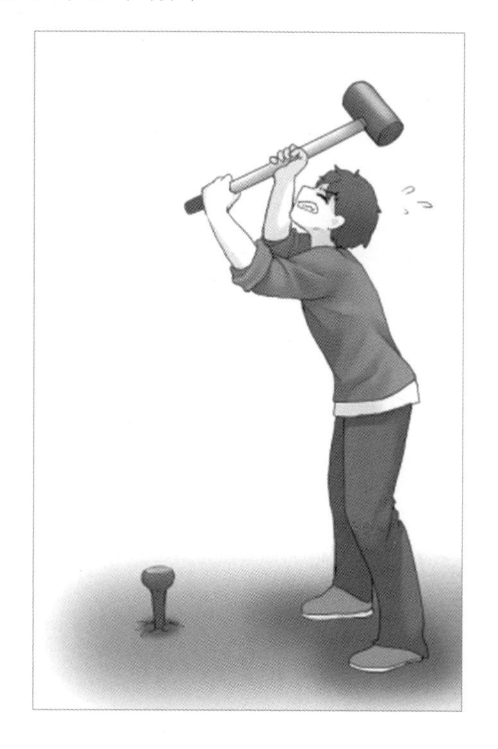

운동은 마음으로 시작하여 몸의 변화를 조심스럽게 모아가는 과정이다. 운동의 목적은 마음과 몸의 조화에 있다. 이것이 월급날만을 바라보는 육체적 일이 운동이 될 수 없는 이유이다.

*몸과 마음이 하나의 목적으로 이뤄지는 것이 운동이다. 몸과 마음이 서로 다른 곳을 바라볼 때 운동은 일로 변해버린다.*

## 3

# 문(門)

의료에서는 흔히 건강하려면 내부 환경과 외부환경이 항상성(homeostasis)을 이뤄야 한다고 한다. 나 이외의 모든 것은 외부환경이다. 단순히 말하면, 외부세계는 나의 몸이 차지하고 있는 물리적 공간을 제외한 모든 것이고 커다란 외부환경에 비하면 보잘 것 없이 작은 나의 몸이 그것과 균형을 유지하기 위해 시소를 타고 있다는 뜻이다.

또한 나 외의 모든 세계는 끊임없이 나를 자극하고 관찰하는 듯하다. 그래서 수용과 경계를 바탕으로 몸은 언제나 깨어 있어야 한다. '나' 라고 말함으로서 내가 아닌 '너' 라는 것에 경계 짓듯 외부환경과 거리를 두고 있는 것이다.

하지만 외부환경과 아무리 많은 경계와 거리를 둔다하더라도 물속에 잠긴 몸처럼 경계도 거리도 모호할 때가 많다. 그래서 방심할 것을 대비하여 경계의 촉수를 세운다. 이것을 감각이라고 한다.

세상이 진화하면서 감각의 수용이라는 범위는 내가 다가서는 만큼 넓어져 오늘도 어딘가를 향해 끊임없이 열려있다. 바깥 것을 받아들이며 의식에게 전달한다. 지루한 감각들은 맴돌다 사라지고 처음 느낌에만 적극적으로 반응하고 또 이내 적응이라는 것에 길들여진다.

감각은 '들어오거나 닫혀 있는 것', '들어오거나 나가는 것' 즉, 무의식에서 의식을 깨우는 경계와 다시 무의식에서 무의식으로 이어져 끝내 사라지고 마는 두 가지의 소통을 한다. 외부세계와의 감각의 소통은 건들면 시작되고 너무 작은 자극은 사라지는 이처럼 편협하고 수동적이고 소극적이며, 제한적인 것들이다.

그래서 몸에게 묻는다. 보다 적극적이며 공격적인 것, 들어오고 나가고 때론 의지에 따라 닫아버리며 능동적으로 세상과 소통하는 인체의 문은 없는가?

의식이 '폐야 공기가 안 좋지?' 라고 해도 아랑곳하지 않고 폐는 호흡한다. '간아 너 피곤하니 좀 쉴까?' 간은 들은 척도 하지 않는다. 내장기관은 내부와 외부의 소통 결과에 따라 움직일 뿐이지 먼저 나서는 일은 거의 없다. 내부와 외부환경의 소통의 문은 내부에 있는 폐도 간도 아닌 듯하다.

■

감각기관이 무의식에서 의식으로, 다시 무의식에서 무의식으로 순환하는 방법 말고 이러한 고리를 의식으로부터 시작하여 무의식으로, 또는 의식으로 순환할 수 있게 한다면 어떨까? 속수무책으로 당하는 외부환경에 대해 의식이 먼저 다가서는 방법은 인체에서는 없는 걸까? 만일 이러한 의식이 존재한다면 능동적이고 적극적으로 내 몸의 주체가 되어 살아갈 수 있을 것이다.

이에 대한 답은 호흡과 근육에 있다. 지금까지 숨을 쉬려 애쓰지 않아도 알아서 호흡하고 목적지만 결정되면 의례히 이끌었던 근육은 그렇게 무의식에서 무의식으로 끝났다. 생각하여 호흡하고 걸을 때 불끈 힘이 들어 간 근육을 느낄 수도 있는 것이 호흡과 근육이다.

호흡과 근육은 평상 시 무의식적으로 움직이지만 때론 세상과의 벽을 깨는 능동의 힘인 의식적 조절 또한 가능하도록 설계되어 있다. 세상과 소통하는 유일한 몸의 문은 호흡과 근육이며, 의식과 무의식을 연결하는 통로처럼 무의식의 문으로 소통하고 때론 의식의 문을 열기도 한다.

문은 열리는 방법도 형태도 다를 수 있다고 하지만 문의 의미로써 '소통'을 해야 하고 '소통의 방식'이 여러 가지라면 그 방식 모두를 따를 때 문은 자기 역할을 다한 것이 된다. 비록 나와 세상과의 문이 관심을 주지 않아도 지금 이 순간에도 무의식적으로 열리고 닫히겠지만, 그러던 어느 날, 어느 순간 '삐거덕' 문틈마저 막혀, 나와 세상과 소통하는 문이 닫힌다면 몸이 갖는 호흡과 근육의 의식적 능동의 자유는 잃어버리게 될 것이다.

닫쳐져 소통하지 않는 문은 나와 세상을 격리시키는 벽과 같다. 시멘트벽에 갇혀버려 답답해진 몸은 질환이라는 고통을 선택해서라도 그 문을 열려할 것이다. 아픈 허리에 한 손을 두고 잠깐의 실수로 날카로운 칼에 베인 것처럼 꼼짝할 수 없을 때 두 다리는 외줄을 탄 듯 조심스럽고 아무렇지도 않았던 호흡마저 가장 낮은 숨고르기를 통해 아픈 허리를 자극하지 않으려 애를 쓰게 한다. 일상에서 잊고 있던 근육과 호흡이 전하는 의식적 소통이다. 이것이 의식과 무의식을 통해 세상과 소통해야 하는 문으로써 호흡과 근육의 역할이다.

운동에 있어 호흡과 근육의 작용은 절대적이다. 호흡도 근육도 의식적으로 또는 의도적으로 변화를 줄 수도 있고 그렇지 않을 수도 있다. 마찬가지로 근육 역시 의식적으로, 의도적으로 수축과 이완을 느낄 수도 있고 아닐 수도 있다. 운동이라는 것은 이러한 의식과 의도를 바탕으로 이뤄지는 행위이다.

## 4

# 코, 입 그리고 호흡

보기 싫은 것은 눈을 감으면 되고 듣기 싫으면 손으로 귀를 막으면 된다. 먹기 싫은 게 있으면 입을 다물어도 된다. 동시에 코까지 손으로 막아 버릴 수는 없는 일이다. 코는 무방비 상태로 항상 깨어 있으면서 나의 외부세계와 내부세계를 연결시켜주고 냄새가 아닌 일차원적인 작업으로 호흡에 관여하기 때문이다.

코는 입에 비해 구멍이 작다. 작은 구멍을 따라 가늘고 길게 그리고 깊은 숨을 들이마시게 한다. 또한 코에는 코털이 있어 노폐물을 걸러 내는 일도 하니 요즘처럼 먼지 많은 공기를 마실 때는 코로 들어 마시는 것이 이롭다. 특별한 운동이 없는 일상에서도 작은 코로 충분히 숨을 들이쉬고 내쉴 수 있다.

흔히 호흡의 양을 말할 때, '들이마신 양보다 많은 양을 내뱉으라.' 고 한다. 내 안에 버릴 노폐물이 많아 들이마시는 공기의 영양분보다는 독소를 몸 밖으로 버리는 것이 더 나은 일이 되기 때문이다. 많은 양의 노폐물을 몸 밖으로 내보내기엔 코는 입에 비해 역부족이 아닐 수 없다.

그런데 일상에서는 코에서 코로 공기를 들이마시고 내쉰다. 호흡구에 따른 공기이동은 코에서 코로, 코에서 입으로, 입에서 입으로 들어오고 나가는 방식으로 이뤄진다. 때론 분을 삭이기 위해 '씩씩대기' 도 하는 입만의 호흡으로 극명한 호흡구의 구분을 할 수 있지만, 통상은 세 가지 호흡구가 섞이어 호흡을 한다. 이러한 코와 입을 통한 호흡방식이 있음에도 불구하고 찌든 일상

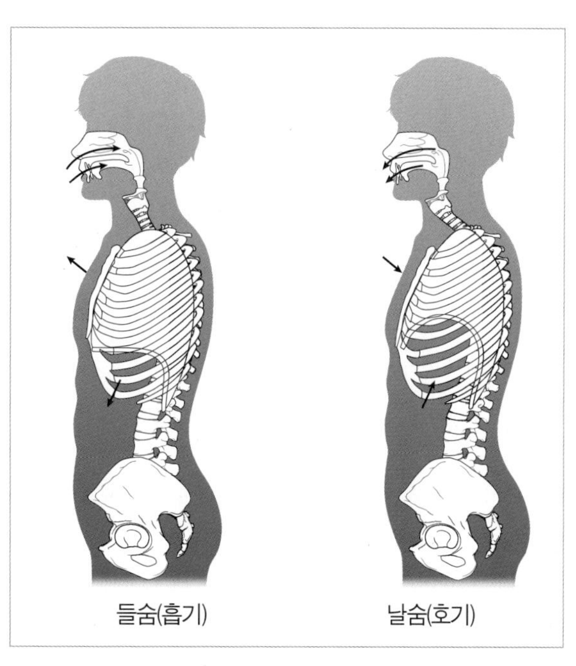

에서는 입 한번 꿈쩍 않고 코로만 호흡할 때가 많다.

코에서 코로 또는 입에서 입으로 이어지는 무의식적 호흡은 무료한 일상과 같이 반복의 연속일 뿐이며, 마치 인공적으로 호흡을 조절하는 산소 호흡기를 차고 있는 것처럼 일정한 압력, 양, 호흡 간격에 의지해 겨우 코와 입으로 살아있게끔 숨만 쉬고 있는 꼴이다.

그에 비해 코에서 입으로 이어지는 호흡은 의식적 호흡이라 할 수 있다. 우리가 관심을 가져야 할 호흡 역시 코에서 입으로 하는 호흡이다. '코로 들이마시고 입으로 내뱉어라.' 라고 말을 한다. 이것은 '의식적으로 숨을 쉬라, 호흡의 방식은 무의식적 호흡과 의식적 호흡 두 가지가 있는데, 왜 우리는 무의식적 호흡만 하는가?' 를 지적하려는 것이다. 코로 들어오고 입으로 나가는 호흡구의 길을 따라 의식을 환기시키고 이동하는 공기를 따라 의식은 깊은 가슴속까지 이끌리게 한다.

코에서 코로 호흡하는 익숙한 것들에 대한 생각은 때론 타성에 젖게 한다. 오랫동안 새로움을 꾀하지 않아 굳어진 이 같은 습성으로 여러 호흡의 인지 방법을 잃어버리게 되는지도 모른다. 일상에서 병을 얻었다면, 그 일상에서 쉽게 확인할 것은 코에서 코로 이어지는 무덤덤한 호흡에 있다. 식상한 일상의 호흡, 그것부터 바꿔야 아픈 몸은 변하기 시작한다.

그렇게 모든 호흡을 생각으로 한다면, 골똘한 머리는 다른 생각에 팔려 호흡을 놓칠 때가 많아질 것이다. 그때마다 숨 막혀 놀라겠지만 그래도 멈춘 호흡이 숨 쉬고 있음을 깨닫게 해준다면 그것마저 나쁘다 할 수는 없다. 그렇게 해서라도 코에서 코, 코에서 입으로 하는 무의식적 호흡과 의식적 호흡을 공존시켜야 한다.

호흡의 방식은 흉식호흡, 복식호흡이 아니라 무의식과 의식에 있다. 단언컨대, 알아서 쉬고 있는 무의식적 호흡이 언젠가 의식적 호흡으로 변하게 만들 것이다. 그 때의 호흡은 어찌 할 수 없는 아픈 몸이 하는 의식적 호흡이며, 아픔을 통해서 의식적인 호흡을 깨우기 전에 서둘러 호흡을 깨달아야 할 것이다.

## 5

# 흉식 호흡도 좋은 호흡

일반적으로 호흡은 두 가지 방식으로 나눈다. 가슴 움직임을 주로 사용하는 흉식호흡과 숨을 들이마시고 내뱉을 때 횡격막이 아래로 내려가면서 배가 자연스럽게 부풀어 오르고 꺼지는 복식호흡이 그것이다. 흔히들 흉식호흡을 얕은 호흡이라 경계하여 깊게 들이마시고 내뱉는 복식호흡이 좋은 호흡법이라고 권장하고 있다.

'숨을 깊게 쉬어라. 횡격막은 폐를 아래로 잡아당기는 근육으로 폐가 확장하고 산소를 폐로 받아들일 수 있게 해야 한다.' 고 마이클 로이젠의 '내 몸 사용설명서' 에서도 강조하고 있다. 하지만 이에 비해 브랜딘[29](Anatomy of Breathing)은 호흡에 대해 보다 본질적인 질문으로 다양한 호흡법의 의미를 던지고 있다. '호흡방식은 적어도 100가지 정도의 호흡이 있고 어쩌면 더 많은 호흡법이 있으며, 왜 어떤 호흡은 능동적이고 어떤 호흡은 수동적인가, 왜 호흡정지의 순간이 휴식시간이 되거나 역동적인 시간이 되는가?' 를 지적하며 춤을 추듯이 숨 쉬는 이유와 획일적 복식호흡을 찬양하는 것에 대해 손가락질을 하고 있다.

활동 중, 배까지 들어 마시는 호흡은 이득보다는 과다한 에너지 소모와 깊고 큰 호흡이 몸의 구조(척추)에 영향을 주기 때문에 일상에서 호흡의 정석처럼 생각되는 이 같은 복식호흡은 어려움이 있다. 그 때문에 오히려 움직일 때는 흉식호흡이 더 자연스럽다.

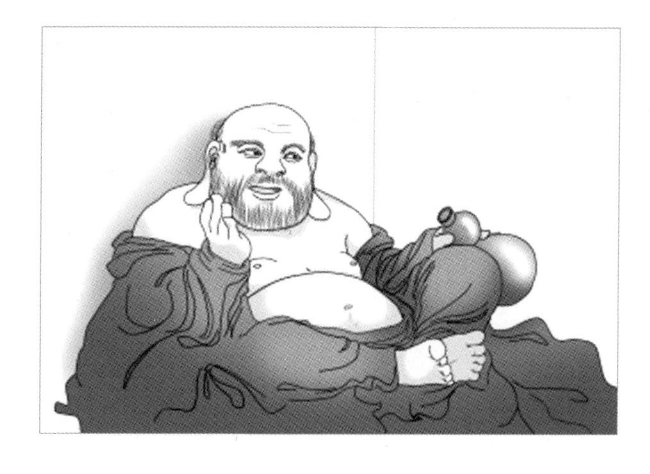

그렇다면, 하루 중 우리는 흉식호흡 만하고 복식호흡은 하지 않는 것일까? 육체적 움

29) Blandine Calais Germain - 파리에서 물리치료를 공부했으며, 움직임이나 운동에 초점을 맞춘 해부학을 주로 기술하였으며, 육체적 움직임의 원리를 바탕으로 많은 운동법을 제시하고 있다.

■

직임이 최소이거나 하루 일과를 마치고 휴식을 위해 눕거나 잠이 들 때면 배가 불룩 나왔다 들어가는 것을 볼 수 있다. '복식호흡이 좋다.' 라고 해서 '난 한 번도 해 본적이 없으니, 이제 건강을 위해 한번 해 볼까?' 우습지만 정적인 자세나 누워 있는 동안에 우리가 좋다고 생각하는 복식호흡을 매일 매일 하고 있다.

어느 자세에서, 또 어느 자세보다는 정적이냐, 동적이냐의 행위의 유무가 자연스런 호흡법을 결정한다. 즉, 앉고 서고 누운 자세에서 정적으로 고정된 한 자세를 취한다면 복식호흡을 하게 된다. 또 앉고 서고 누운 자세에서 활동적인 동적 움직임을 하고 있다면 흉식호흡에 가까운 호흡을 한다. 이와 같은 상황 별 호흡의 변화는 외부 환경(중력)에 대해 호흡근들이 자연스럽게 대처하는 방식일 뿐이다.

그렇다면 이처럼 우리에게 권유하고 있는 복식호흡은 시간이나 자세 그리고 행위에 머무르는 일상의 호흡이 분명 아닐 것이다. 수동적이고 자연스런 호흡에서 놓치고 있는 또 다른 무언가에 대한 바람이 복식호흡을 강조하는 진정한 이유가 될 것이다.

겉으로 불룩 나왔다 들어가는 캄캄한 배속에 숨겨진 한 줄기 빛처럼 또는 자동이라는 허울 속에 감춰진 잔잔한 울림이 호흡법을 강조하는 이유가 된다. 그런데 우리는 흉식호흡과 복식호흡의 좋고 나쁨만을 제시하고 그 본질적 의미는 뒷전에 밀려놓는 듯하다. 관심을 주지 않아도 알아서 내쉬고 들이쉬는 호흡에 생명의 빛을 불어넣고 수축과 이완이라는 그 떨림 하나하나를 의식하여 느끼라는 행간을 읽지 못하고 있다.

자신의 호흡을 깨닫는 말이 '복식호흡을 하라!' 라는 의미와 같다면, 의식 속에서 느끼고 있는 흉식호흡 역시 그에 못지 않은 좋은 호흡이 된다.

복식호흡의 강조는 산소를 많이 들이마시고 횡격막을 최대한 늘리는 기계적 이득에 초점을 맞추고 있다. 그러나 호흡은 그곳에 의식이란 놈이 있느냐, 없느냐에 따라 그 가치를 매겨야 한다. 의식적으로 흉식호흡을 한다면 그것 또한 복식호흡에 못지 않은 좋은 호흡이 된다.

6

## 빨개진 얼굴 I

90년대 초반까지만 해도 지금의 수능점수 외에 20점의 체력검사 점수가 있었다. 몇 가지 종목으로 기초체력을 검사하는 방법이었는데, 거의 대부분은 만점을 받았다.

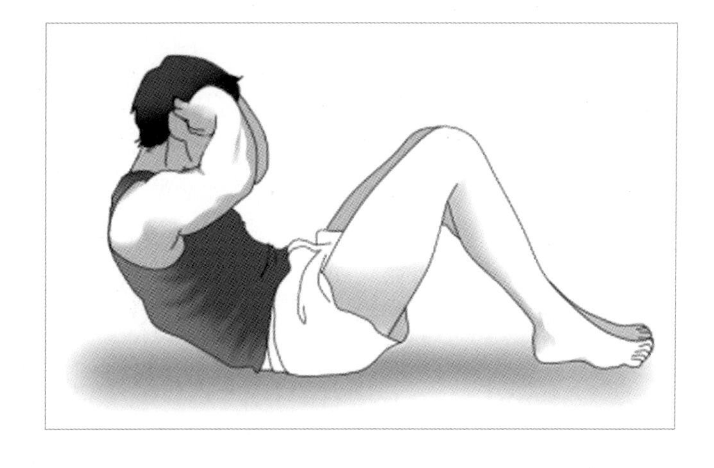

체력검사 중 가장 힘들고 짧은 시간의 노력으로 보다나은 성적을 바랄 수 없었던 종목은 '오래달리기'와 '윗몸일으키기'였던 것 같다. 오래달리기는 함께 하는 친구들이 있어 힘들어도 욕심만 부리지 않는다면 정해진 시간 내 우루루 떠밀리듯 같이 달릴 수 있어 덜 힘들었지만, 윗몸일으키기만큼은 그렇지 못하다.

하나라도 더 하기위해 선생님의 눈을 피해 배치기도 하고 여태 한 개수보다 띄엄띄엄 한 두 개를 더해 넘어 가기도 한다. 바닥까지 내려가지 않고 바로 올라오고, 힘이 빠질수록 귀 옆에 놓였던 손은 목과 얼굴에 가까스로 손끝만을 대고 팔꿈치가 무릎에 빨리 닿을 수 있는 온갖 방법을 동원한다. 점점 머리가 띵해지고 1분의 시간이 매우 길게 느껴지면서 녹초가 되었다.

이렇게 분주한 윗몸일으키기를 하는 동안 자세가 어떤지, 숨은 쉬었는지 등에 대한 관심보다는 1분에 몇 개를 했는지에 대한 욕심이 더 크다. 지금도 몸은 그때를 기억하는 듯 빨갛게 달아오르는 윗몸일으키기를 습관적으로 하고 있다.

복부비만으로 인한 허리의 문제나 뱃살 고민에 빠진 많은 사람들에게 윗몸일으키기는 필수 운동이다. 체력장만큼의 급박한 상황은 아니지만, 숨 한번 제대로 쉬지 않고 터질 것 같은 머리와 얼굴을 부여잡고 그 때와 다름없이 빨갛게 상기된 얼굴과 숨 차는 상상을 하게 한다.

■

이 같은 행위를 발살바 현상(valsalva maneuver)이라고 한다. 발살바는 성문(聲門, glottis)이라는 뜻으로 성문의 개폐정도에 따라 공기의 흐름을 통해 소리를 내는 문이다.

언젠가 회사원이 화장실에서 뇌출혈로 사망한 일이 있었다. 법원에서는 과도한 스트레스로 인해 약해진 뇌혈관이 터져 사망한 것으로 보고 업무상 재해로 인정했다. 화장실에 앉아 힘을 줄 때면, 성문을 닫아 버려 분출하지 못한 내부압력으로 인하여 약해진 뇌혈관을 터지게도 한다. 일상에서 흔히 경험할 수 있는 숨을 참아 생기는 빨개진 얼굴이 그것이다.

윗몸일으키기는 복부와 가슴밑 주변까지 이르는 근육을 단련하는 일이기 때문에 아무래도 호흡하는 과정에서 영향을 받을 수 밖에 없다. 그렇다고 해서 호흡을 제한하여 순간적인 힘을 보태어 내는 행위는 압력으로 인한 문제를 야기할 뿐만 아니라 복부단련에도 크게 도움을 주지 못한다.

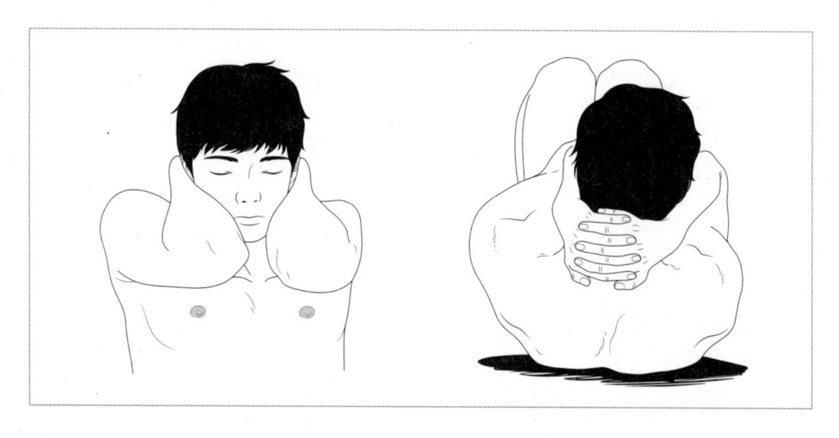

호흡을 참아 이뤄진 움직임은 강제적이며, 20점이라는 점수를 위해 모든 신체조직을 폐쇄시키는 답답한 억압이다. 이러한 움직임은 기초체력을 또는 운동을 위한 과정으로 결코 도움을 주지 못한다.

'배가 나와, 복부 근력이 떨어져!' 라고 하면서 '윗몸일으키기를 하루에 20회씩 세 번 정도 하세요.' 라고 던지 듯 복부전문가들이 말한다면, 대부분의 사람들은 1분에 몇

■

회를 하는지에만 의미를 두는 체력장 속 윗몸일으키기를 상상하게 될 것이다. 그렇게 뱃살이며, 아픈 허리를 가진 사람들은 체력장 속 윗몸일으키기를 통해 더욱 심한 아픈 허리를 가지게 될 것이다. 이런 욕심스런 마음을 복부전문가들은 먼저 헤아릴 필요가 있다.

모든 운동의 시작은 호흡에 있다. 숨을 참는다는 것은 각기 유기적인 몸의 기능을 멈춘 것이다.

## 7

# 빨개진 얼굴II

근육의 단련은 호흡과 함께 이뤄진다. 참는 호흡이나 멈춰버린 호흡과 함께 근육은 단련이 될 수가 없다. 숨을 들이마시고 내뱉는 자연스러움 속에서 근육의 단련은 유연하게 일어난다. 강제적으로 멈춰진 호흡 속에서 근육은 단지 한 겨울 밖에 널어 논 빨래가 뻣뻣이 언 것처럼 딱딱해질 뿐이다.

호흡은 운동의 시작, 중간, 끝이라는 과정을 결정짓는 첫 단계이기도 하다. 그래서 호흡은 근육의 작용 속도와 함께 운동의 전 과정에 영향을 미친다. 호흡이 빠르면 근육의 속도도 빨라지고 호흡을 늦추면 그만큼 근육의 속도도 느려지며 근육의 동원력을 증가시킨다.

이 같은 호흡의 변화는 근육작용의 조력자 역할을 하지만, 여기에 들이 쉬고 내쉬는 과정에서의 참는 호흡은 이러한 전 과정을 송두리째 무시하고 처음부터 끝까지 몸을 뻣뻣하게 경직되게 하는 극단으로 내 몰 수도 있다.

멈춰진 호흡은 근육을 터질 듯 조일뿐, 이러지도 저러지도 못하게 하는 난처한 상황을 몸 구석구석으로 전달되게 한다. 조여진 근육사이의 혈관은 원활한 혈액순환의 어려움을 주고 몸 전체가 긴장으로 멈춰버린 상태를 만들게 한다.

예를 들어, 팔의 알통(이두박근, biceps brachii)을 만들기 위해 팔을 구부려보자. 이때 숨을 내 뱉으면서 또 숨을 들이마시면서 팔을 구부려 보면 쉽게 호흡에 따라 알통에 들어가는 힘의 차이가 있음을 알 수 있다. 사람마다 느낌의 차이는 있겠지만, 숨을 내뱉으면서 알통을 만들 때 더 힘이 들고 어렵다. 그리고 숨을 들이마시면서 할 때는 상대적으로 더 쉽게 큰 힘을 내는 것처럼 느껴진다.

숨을 들이마시면서 알통을 만드는 게 더 쉬운 이유는 알통 근육 외에 또 다른 근육들이 도움을 주었기 때문이다. 들어 마신 호흡 상태에서는 목과 가슴에 분포한 호흡근육뿐만 아니라 알통을 만드는데 작은 힘이라도 보태려는 듯 몸 전체가 긴장되기 때문이다. 그 때 강력하게 작용하는 것이 공기를 들이 마신 상태에서의 호흡정지이고 이것이 알통을 쉽게 만든 것처럼 느끼게 한다. 하지만 상대적으로 원하는 근육의 힘은 얻을 수

■

는 없다.

이렇듯 호흡을 통한 주변 근육들의 도움은 알통만을 순수하게 단련시키거나 정작 만들고자 했던 근육의 단련에서는 불필요한 존재가 될 뿐이다. 또한 참았던 호흡을 갑자기 내쉴 때 온 몸의 긴장은 풍선이 터지듯 걷잡을 수 없이 사라진다.

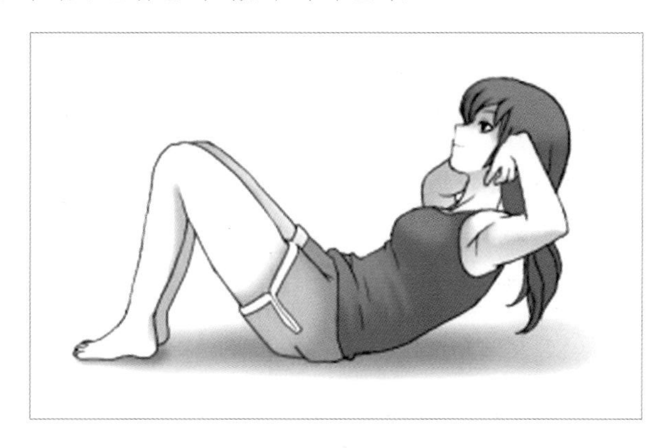

마찬가지로 흔히 하는 윗몸일으키기를 통한 복부근육의 단련도 이와 같이 이뤄지는 경우가 대부분이며, 숨을 참아 온 몸에 힘을 집중시킨다. 우리가 아는 윗몸일으키기는 자신의 한계를 극복하겠다는 흥분, 희열과 고통이 뒤섞인 빠르고 분주한 움직임만을 쫓는 욕망에 불과하다. 빨개진 얼굴처럼, 들이 마신 숨을 참으면서 주변 근육들을 보태어 오로지 속도와 몇 개라는 횟수의 시간적 의미만을 반복하고 있다. 이런 식의 윗몸일으키기운동은 노력만큼의 결과 없이 급하게 그 횟수까지 해치워 버려야 한다는 식의 일로 변해버리기 쉽다.

세상은 더 높이, 더 멀리, 더 오래라는 올림픽식의 '더' 로 가득하다. 몸에서 일어나는 알아차림과 근육의 움직임이 뒤섞이는 그런 순간은 이 같이 '더' 로 인하여 빨갛게 상기된 얼굴에선 찾아보기 힘들다. 자세나 몸을 소소하게 살피지 않고 '더' 만을 강조하는 것에 이제는 '덜' 의미를 두어야 한다. 시간이 걸리더라도 들이쉬고 내쉬는 소통 속에서 멈춤이 있게 해서는 안 된다.

운동을 한다는 것은 운동의 시작, 중간, 끝이라는 과정에서 호흡을 잃는 일이다.

# 제2장 이해하기 복습

지금까지 거론 된 이해하기의 이해와 쓰임을 명확히 하고자 "왜? 이 운동을", "왜? 이 자세를"이라는 과정을 추가하였다.

"왜? 이 운동은" 또 "왜? 이 자세를" 잘못된 운동 또는 좋지 않은 자세라 말하는지 그 이유를 이해하기와 흉내내기의 일부의 과정을 통해 확인하도록 하자.

## ⟩⟩⟩1 왜? 이 운동을

### ■ 윗몸 일으키기

- **몸통 운동은?** - 머리부터 엉덩이까지는 안정성을 위한 운동을 우선해야 한다. 요란한 움직임의 의미보다는 올바른 자세유지라는 안정화 운동이다. 머리는 중립상태에서 고정한 후 복부근육의 힘으로 윗몸일으키기를 해야 하지만 그림에서는 머리가 무게로 작용하고 있어 목의 안정성을 보장할 수 없다. 목을 구부리는 것은 안정성보다는 운동성이 더 큰 동작이다.

- **안는 사랑, 차는 이별** - 팔의 타고난 기능은 안는 기능이다. 그래서 상체를 일으키고자 하는 행위에서 순간적인 힘으로 목을 감싸며 몸 쪽에 붙여 도움을 준다. 도와주는 팔이 안쪽으로 모아지면서 가슴(흉곽)을 닫아버리고 자연스런 호흡을 막게 한다.

- **빨개진 얼굴, 거북이와 토끼, 아수라백작** - 복부의 순수한 운동의 의미보다는 올바른 자세나 필요한 호흡 등이 쉽게 무시되어 횟수와 무릎까지 닿으려는 운동범위에만 고집스럽게 집중하고 있다. 덧붙여, 좌우의 대칭성을 잃기까지 한다.

- **일자목** - 운동 목적에 맞게 운동의 시작점은 시선과 그에 따른 머리의 위치에 있다. 목을 구부리거나 시선이 무릎으로 향하고 있다면 목은 이미 구부리는 자세를 취하고 있게 되므로, 이러한 동작은 잘못된 운동의 시작이다. 따라서 복부 외의 나머지 부위는 구부리는 행위를 돕는 것이 아니라 다소 펴는 듯한 팔과 상체를 유지하여 무게로써 작용해야 한다. 그 결과 시선과 그에 따른 머리의 위치는 위를 향하게 된다.

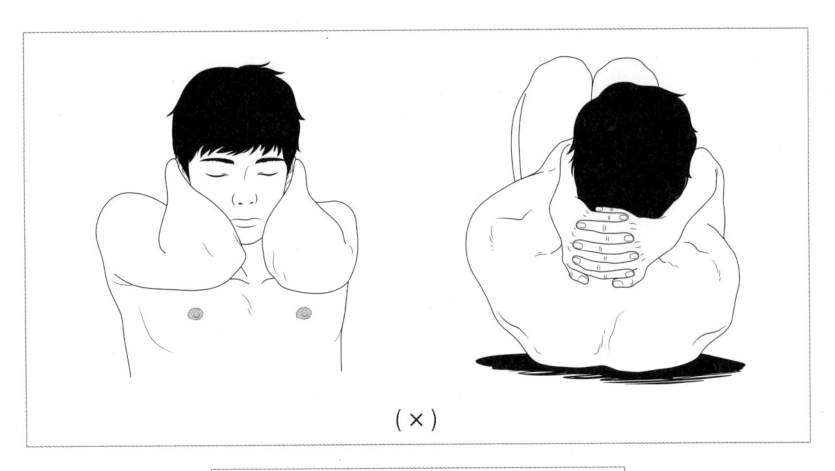

( × )

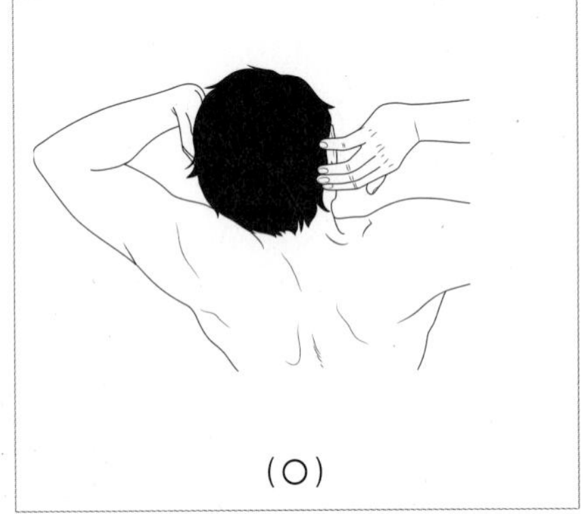

( O )

## ■ 아랫배운동

- **등에도 디스크는 있다, 몸통 운동은?** - 아랫배 운동을 하기위해 두 다리를 펴고 내렸다, 올렸다 하는데 긴 지렛대 역할을 하는 다리가 허리를 앞뒤로 움직이게 하는 문제를 야기한다. 여기에 속도까지 더해지게 되면, 허리에서는 엄청난 부하를 주게 된다.

- **거북이와 토끼** - 허리에서의 운동은 안정성을 우선으로 해야 한다. 운동을 해야 할 팔과 다리를 무게 저항으로 사용하여 쓸 수는 있지만, 이와 같은 운동에서는 안정성을 넘어서는 과도한 운동의 의미 밖에는 없다.

- **우두둑, 이러다 말았는데** - 많이 움직이고 운동범위가 크면 더욱 단련되는 것처럼 보이지만, 이와 같은 반복적 자극에 대한 몸의 본능은 적응의 한계를 넘어 어느 순간 끊어질 듯한 극심한 통증과 손상을 일으킬 수 있다.

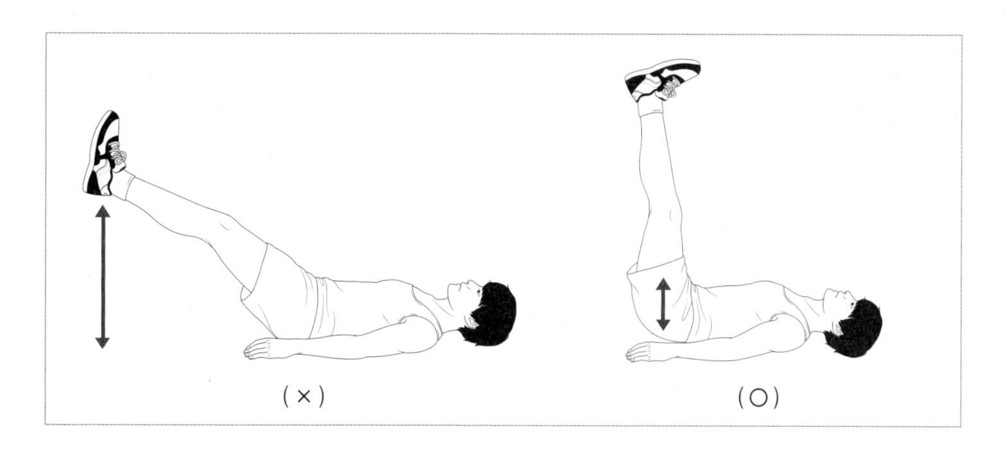

# ›››2 왜? 이 자세를

## ■ 물건 드는 자세 I

● **등에도 디스크는 있다, 몸통 운동은?** - 물건을 들 때 흔히 다리의 움직임 없이 목과 허리를 움직이는 것이 훨씬 빠르고 손쉬운 동작이다. 그러나 안정적 고정을 취해야 할 목과 허리를 쓴다면 목과 허리에 부하량이 커질 수 밖에 없다.

● **빨개진 얼굴** - 다리의 운동 없이 중추인 목과 허리를 움직이는 것은 정작 써야 할 다리를 대신해서 목과 허리를 대신 쓰게 하는 급하고 불안정한 움직임을 반복하는 것이다.

● **안는 사랑과 차는 이별, 거북이와 토끼** - 물건을 들기 위해 다리를 구부려야 하지만, 다리는 차는 기능 즉, 펴는 것을 주로 하는 부위로써 구부리는 것은 상대적으로 어려워 구부리는 동작을 기피한다. 어쩔 수 없이 목과 허리를 급하게 움직이게 한다.

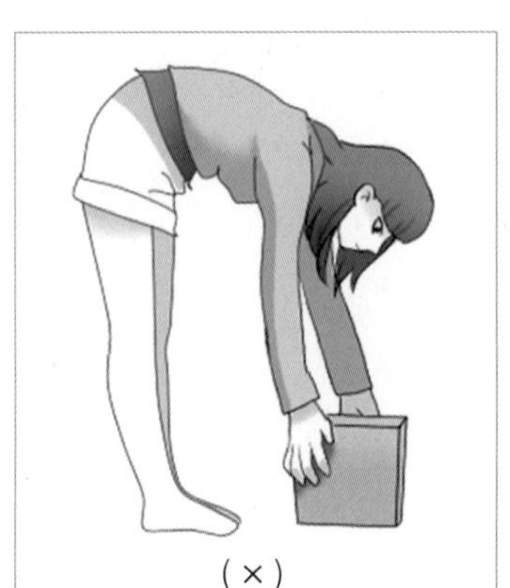
(×)

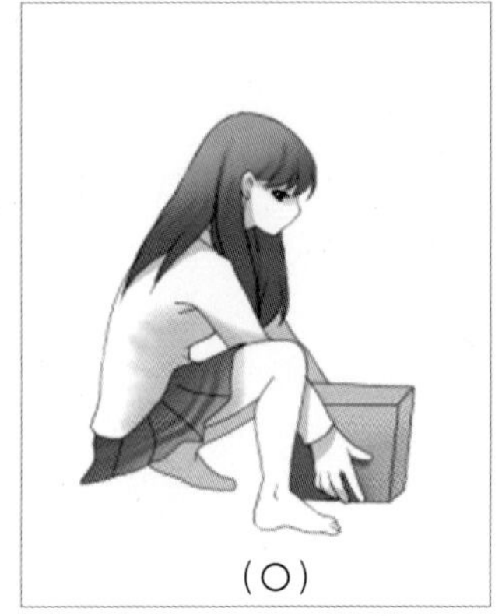
(O)

## ■ 물건 드는 자세 II

- **근육의 속성 통증으로 찾다** - 통증으로 올바르게 또는 다리를 사용하여 앉고 일어선다. 하지만 끌어당기는 중력을 이겨내려고 물건 가까이 다가 선 것과 다리를 구부려 몸통(척추)을 덜 사용하였다고 하더라도 그래도 부족한 것이 있다.

- **거북이와 토끼** - 긴장해야 하는 부분에 대해 의식을 집중하지 않는다면 올바른 자세를 취했다 하더라도 근육의 역할을 극대화 시킬 수 없기 때문에 지속적인 자세유지에 어려움이 있어 올바른 자세 시에도 통증을 일으킬 수 있다.

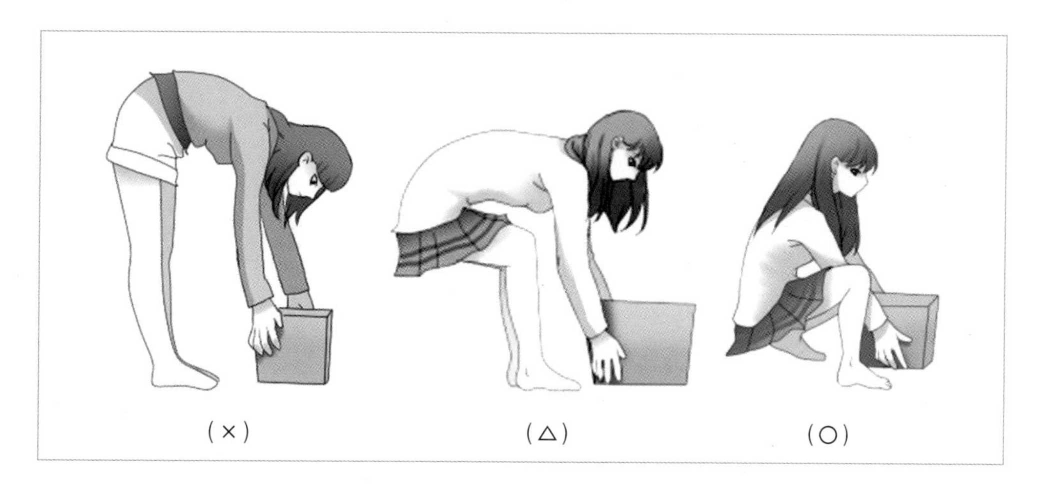

## ■ 일어서는 자세

- **몸통 운동은? -** 일어서려는 움직임의 시작점은 시각과 함께 머리를 드는 것이다. 머리를 드는 과정 중 목은 앞으로 더욱 밀리게 된다.

- **몸이라는 집짓기와 집가꾸기 운동 -** 중추구조인 머리부터 골반까지는 최소한의 의식적 긴장이 있어야 한다.

- **안는 사랑 차는 이별 -** 다리를 쓰고 있지만, 두 다리가 동일 선상에 있을 때 일어서려는 동작은 두 다리를 엇갈린 상태에서보다 목과 허리에 운동성을 부축인다. 즉, 일어서려는 다리의 힘을 덜어주고, 목과 허리에 부하가 가중된다.

- **몸이 한쪽만 더 아픈 이유 -** 허리에 받는 힘을 두 다리가 대신하지 못하는 것은 기능적으로 일어서서 멈춰있을 것인지, 또는 일어서면서 앞으로 나아갈지를 선택하지 못한 어정쩡한 자세이다. 일어선다는 것은 동적 움직임을 시작하는 것으로 자세 변환 시 두 다리가 동일선상에 있는 것은 정지적 의미로써 동적 움직임에 따른 부하의 분산을 저하시킨다. 이는 목과 허리에서 받는 부하를 높이는 격으로 엇갈린 두 다리로 일어서는 자세보다 목과 허리의 부하는 커질 수 밖에 없다.

- **몸이라는 집짓기와 집가꾸기 운동 -** 이미 만들어진 기본자세에서 필요한 것은 멈춰있을 것인지, 또는 일어서서 앞으로 나아갈지에 관한 기능적 부분이다.

- **링컨과 아수라백작, 산(山)과 같은 몸, 관(棺)과 같은 마음 -** 좌우의 서로 다른 위치와 움직이려는 방향성이 결정되면 움직임은 대각선 및 비대칭적인 움직임으로 효율성을 갖게 된다.

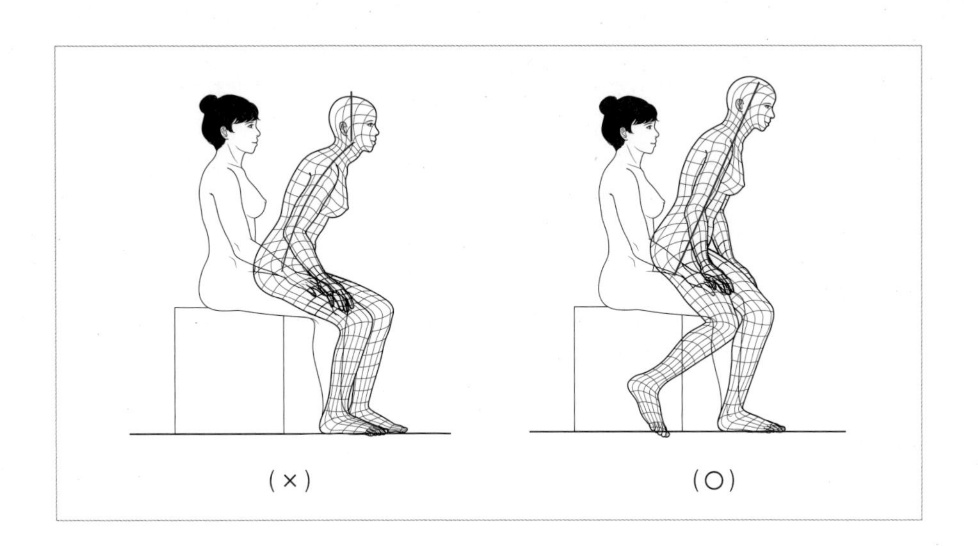
(×)
(O)

# 제3장 흉내내기

지금까지 몸에 대한 이해하기와 그 과정에서 비롯된 문제점들을 살펴보았다. 이제 자연이라는 몸을 통해 흉내내기를 배워 볼 것이다.

## ››› 1 몸이라는 집짓기 운동 I

올바른 자세와 운동을 한다는 것은 집을 짓는 것과 같다. 또한 몸이라는 집을 가꾸는 것이 운동이라면 튼실한 방바닥과 기둥, 그리고 지붕은 갖춰야 할 기본이 된다.

늑골과 그 위는 지붕이 되고 앞쪽 늑골 아래에서부터 골반이 만나는 치골결합부까지 그리고 등쪽 늑골 아래에서부터 엉덩이 선까지가 앞뒤의 기둥역할을 한다. 앞뒤 기둥이 만나 골반바닥(pelvic floor)을 이루게 된다.

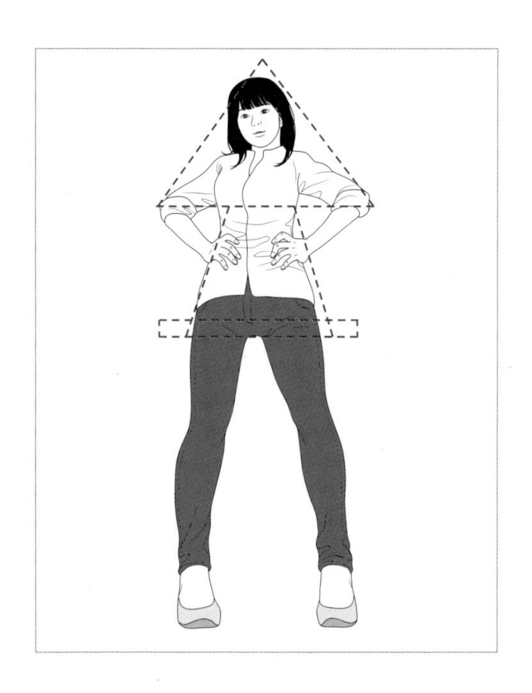

집은 지붕과 기둥 그리고 바닥이 견고하게 유지되도록 지어야 한다. 늑골과 그 위는 지붕의 형태로써 이미 만들어졌다 하더라도(몸이라는 집짓기 운동 II 중, 지붕만들기에서 자세히 거론하겠다.), 복부와 허리 쪽의 기둥과 골반에서 형성되는 바닥은 아직 뼈대구조만 갖추고 있을 뿐이다. 목과 허리가 아프다는 것은 이러한 뼈대구조에 근육적 보강이나 지지가 미진한 상태라 말할 수 있다.

그래서 몸이라는 집짓기는 허리를 지지하는 복부근육과 골반 바닥의 근육을 의식적으로 조이는 작업에서부터 시작된다.

## ■ 바닥과 기둥 만들기(복부근육과 골반바닥 근육 조이기)

복부와 골반바닥근육을 조이기 운동은 쉽게 코어(core) 운동을 연상하게 한다. 코어라는 말은 핵심, 골자, 가운데, 중심이라는 뜻이다. 몸의 중심과 가운데가 올곧아야 된다고 강조하는 말이다.

코어에 해당되는 부위는 머리, 몸통, 그리고 엉덩이라는 척추가 이어져 이루는 구조를 말한다. 이들 부위는 요란한 운동이 아니라 안정성을 목적으로 하는 운동이 맞다. 만일 이러한 목적에 맞지 않는 요란한 운동은 오히려 해가 될 수도 있다. 과도한 긴장 역시 도움이 되지 않는건 마찬가지다. 심부 근육의 긴장이란 인식(Cognitive)이라는 의식적 느낌을 말하는 정도이며, 이를 넘어선 식스팩과 같은 복부의 견고함은 기능적으로 과도한 긴장임을 잊어서는 안된다.

먼저 바닥과 기둥 만들기를 시작해 보자.

복부에는 복직근, 복사근, 복횡근으로 이뤄져 있다. 복직근, 복사근의 '직'과 '사'는 세로 또는 사선으로 배열된 근육이니 근육이 힘을 발휘하기 위해서는 구부리고 펴는 것을 주로 하게 된다. 흔히 윗몸일으키기를 할 때 이 근육들을 주로 사용하게 된다.

복직근이나 복사근의 작용이 많다는 것은 윗몸일으키기의 횟수적 의미를 강조하는 요란한 운동이라 할 수 있다. 그러나 앞서 거론하였지만 복부는 안정적 운동을 목적으로 한다.

이러한 횟수의 의미에 앞서 먼저 단련해야할 것은 척추의 가장 가까이에 위치하고 횡이라는 표현에서 볼 수 있듯 옆으로 배열된 복횡근이다. 운동 시에는 말 할 것도 없이 누워서, 앉아서, 또는 서서든 깨어 있는 모든 일상생활에서 이완되어서는 안 되는 복부의 긴장이 복횡근의 긴장이다.

어떻게 표현해야 이 중요성을 강조할지 몰라 답답하고, 또 할 수만 있다면 사람들 마음속에 들어가 표현 부족한 복횡근의 기초 긴장의 의미를 알리고 싶을 정도로 중요한 근육이다.

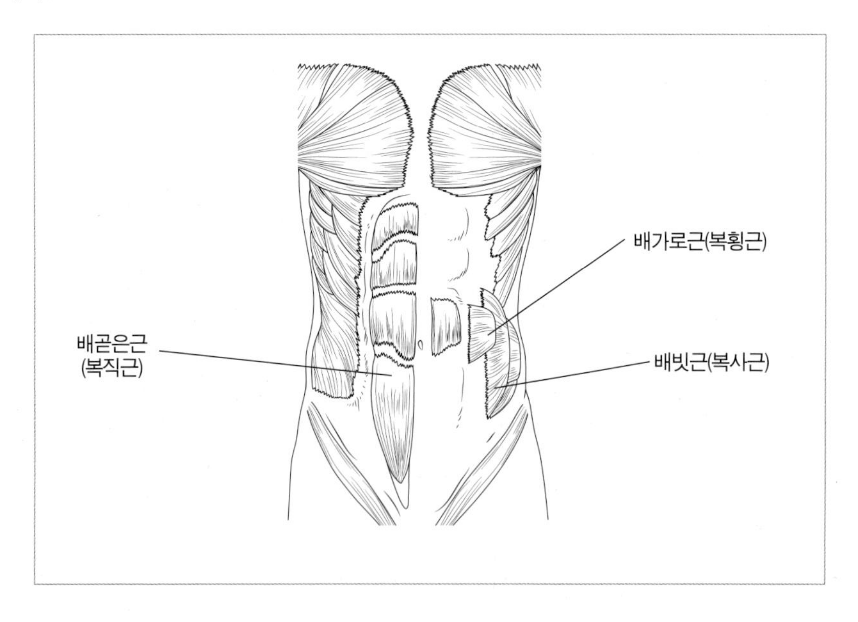

## ■ 바닥과 기둥 만들기

### ● 준비자세 및 방법

① 똑바로 누워 무릎을 구부린 상태로 어깨 넓이만큼 발을 벌린다. 팔은 몸 옆에 가지런히 위치시킨다.

(팔을 머리위에 뻗어 위치시키게 되면, 바닥과 허리사이의 공간이 뜨기 때문에 최초 이 운동을 이해하고 익숙 해지기전까지는 팔을 머리 위로 올리는 것은 피하도록 한다.)

② 다리의 긴장 없이 골반을 약간 앞쪽으로 움직이도록 한다.

(뒤쪽 허리부위의 미세한 근육의 수축을 가져올 수 있다. 과도한 골반의 전방이동은 허리의 곡선을 증가시키기 때문에, 허리 및 등 쪽 근육이 조금 딱딱해 졌다는 인식이 들 정도의 수축력만을 사용한다.)

긴장의 목적은 뒤쪽 허리에 기둥을 만드는 과정이며, 만들어진 기둥은 지속적으로 긴장하고 유지해야 한다.

③ 이어 항문 및 고환 또는 질을 머리 쪽으로 끌어올리듯 골반바닥근육을 수축한다.

(주의할 것은 늑골과 함께 복부의 근육을 머리 쪽으로 끌어올려서는 안 되며, 늑골은 아무런 위치변화 없이 있어야 하고 오히려 늑골 아래 부위를 모아서 위로 올라오는 복부근과 함께 조이듯 한다.)

긴장의 목적은 골반바닥을 형성하는 과정이며, 수축한 골반바닥은 지속적으로 긴장하고 유지해야 한다.

④ 마지막으로 늑골 아래 부위까지 끌어올린 근육의 수축을 허리 뒷기둥쪽을 향해 후방으로 밀면서 이미 만든 뒤쪽 기둥과 서로 마주보게 견고히 쪼이듯 수축시킨다.

긴장의 목적은 이제 골반바닥과 더불어 앞쪽 기둥을 만드는 것이다.

(주의할 것은 앞쪽 기둥의 힘이 과하여 이미 만든 등쪽 기둥을 무너뜨릴 수 있으므로 과도한 긴장은 피해야 한다.)

⑤ 호흡은 정상호흡을 유지해야 한다. 숨을 참는 발살바 현상(valsalva meneuver)은 절대 일어나지 않도록 해야 한다.

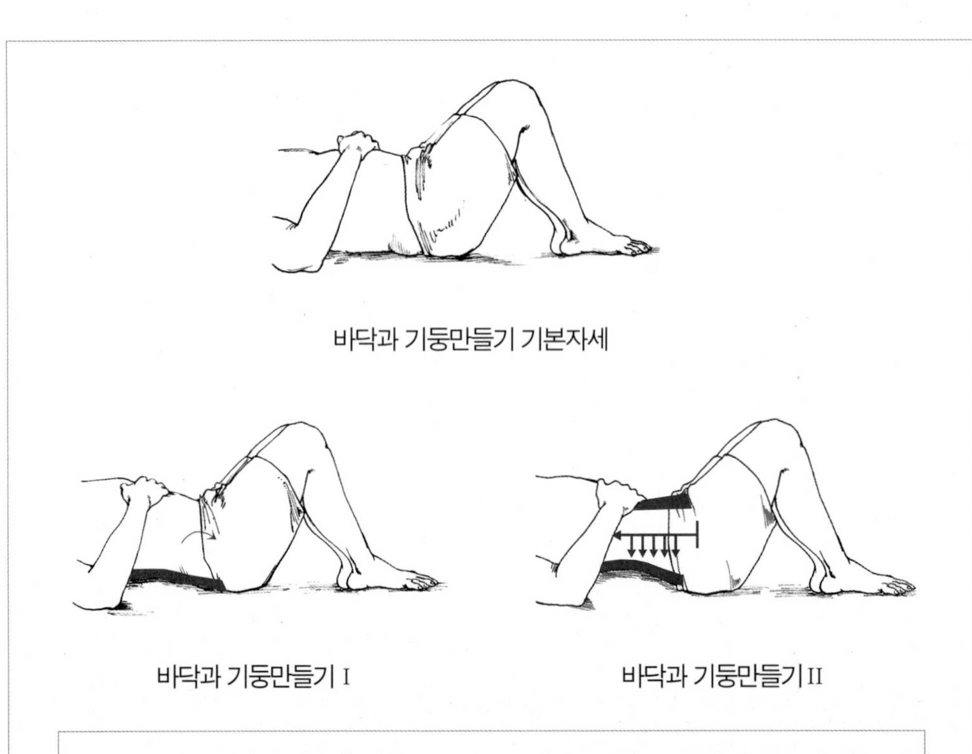

바닥과 기둥만들기 기본자세

바닥과 기둥만들기 I

바닥과 기둥만들기 II

골반을 약간 앞쪽으로 움직여 뒤쪽 요부근육의 긴장을 만들고, 긴장(바닥과 기둥만들기 I)을 유지한 상태에서 항문 및 고환 또는 질을 두부 쪽으로 끌어올리듯 긴장하여 늑골하 부위에서 등 쪽으로 민다(바닥과 기둥만들기 II).

## Tips

수축능력이 있음에도 불구하고 쓰지 않아 또는 섬세하고 정적인 운동보다는 윗몸일으키기의 횟수처럼 큰 움직임에만 몸이 익숙해져 있기 때문에 이와 같은 긴장운동의 '인식' 또는 운동의 '느낌' 을 갖기란 사실상 쉽지 않다.

그래서 골반의 전방굴곡과 항문 및 고환 또는 질을 당기는 동작 및 긴장을 인식하기 위해 누군가의 도움을 받는다면, 쓰지 않아 잠들고 잊혀져 있던 근육은 훨씬 쉽게 깨어 날 것이다.

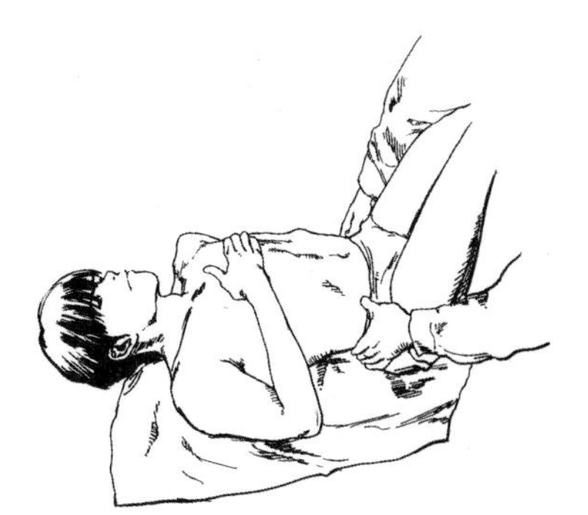

수동 바닥과 기둥만들기 I

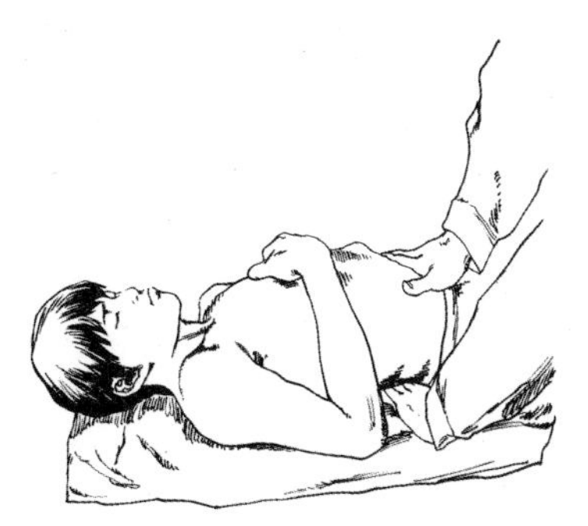

수동 바닥과 기둥만들기 II

골반의 전방굴곡긴장을 한손으로 확인하면서 또 다른 손은 배에 위치하여 머리 쪽으로 긴장할 수 있도록 밀듯 상 · 후방으로 자극을 준다. 이와 같은 과정 중 이전 골반의 전방굴곡긴장이 풀어 질수 있기 때문에 허리 쪽에 놓인 손은 긴장을 풀지 않도록 주지시키며, 스스로 인식할 때까지 반복한다.

## 2 몸이라는 집짓기 운동 Ⅱ

몸이라는 집이 이렇게 지어졌지만 지붕 위에 위치한 머리는, 처마가 되는 팔은 어떤 역할을 할지가 남아 있다.

먼저 머리가 흔들리면 지붕을 거쳐 기둥까지 흔들릴 수 있다. 바닥과 기둥 만들기(복부근육과 골반바닥근육 조이기)에선 머리나 목에 대한 거론이 없었다. 똑바로 누운 자세(중력하)에서는 머리나 목이 그렇게 큰 영향을 주지 못하기 때문에 여기서 따로 설명하고자 한다.

특히, 머리는 앉거나 서있는 등의 기립상태(항중력하)에서 바닥과 기둥을 만드는 것보다 먼저 수행하여야 할 운동의 시작점과 같은 부위이다. 달리 얘기하면, 머리는 중력이라는 영향을 가장 먼저 받는 부위이며, 머리의 위치로 인해 나머지 중추가 되는 부위(목, 등, 허리)는 영향을 받는다. 그래서 항상 중력에 대해 머리는 수직으로 그리고 입은 수평이 되어야 중심을 바로 잡을 수 있기 때문에 몸이라는 집짓기는 머리의 정렬부터 시작해야 하는 것이다.

뿐만 아니라 머리의 위치를 유지하는 목 부위의 긴장은 복부근육의 긴장에 시동을 거는 것과 같아 이를 유지하지 않고서는 지속적인 복부근육의 긴장을 보장할 수 없다.

흔히 이러한 긴장은 올바른 자세를 말할 때 머리를 뒤로 위치하여 들라고 하는 이유가 되기는 하지만 앞으로 떨어져 있는 머리를 드는 것은 쉽지 않다. 이를 먼저 수행함으로써 몸이라는 집짓기는 바닥과 기둥 만들기와 더불어 완성될 수 있다.

덧붙여, 처마와 같은 팔은 풍경을 걸어 놓은 듯 하여 변하는 환경에 따른 모습만을 보여 줄 뿐이다. 그래서 팔은 몸에 대해 항상 수직으로 떨어져 있는 모습으로 항중력적 몸의 모양을 있는 그대로 보여주는 모니터와 같은 역할을 한다. 그래서 팔은 몸이라는 집이 어떻게 완성 되었냐에 따라 결정되게 된다.

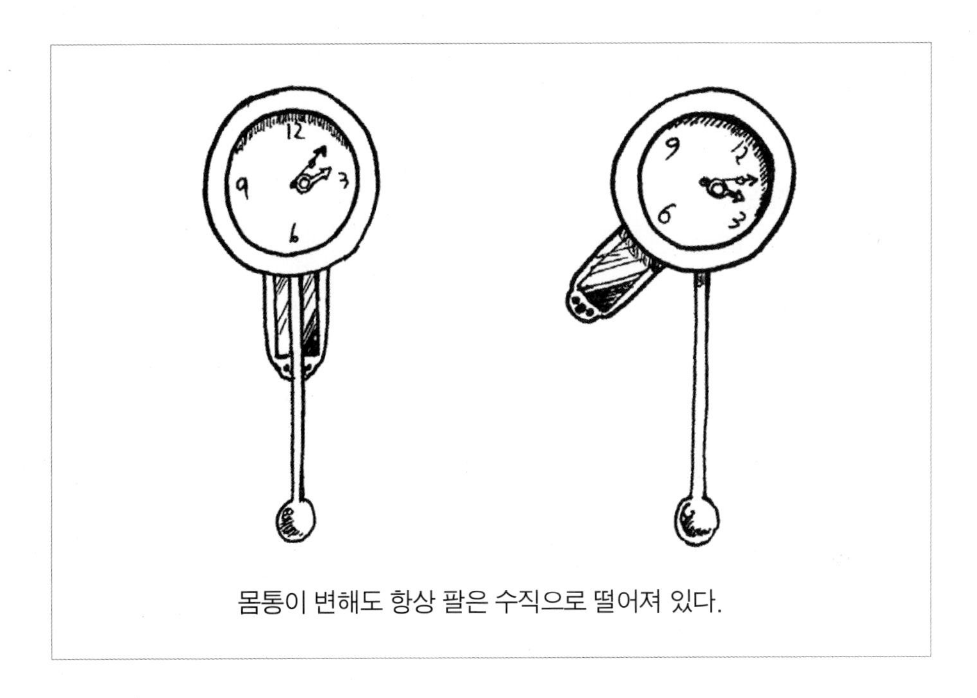


몸통이 변해도 항상 팔은 수직으로 떨어져 있다.

## ■ 지붕 만들기(머리의 위치와 아래 턱)

올바른 자세를 취하기 위해서는 먼저 밀리듯 앞으로 내밀어진 머리를 뒤로 가져가 바로 세우는 일로부터 시작된다. 이렇게 얘기하면 머리가 뒤로 저치는 것으로 생각하는데 그것은 경추인 목을 신전하는 것이기 때문에 여기서 말하는 머리를 세우는 것과 같은 의미는 아니다. 수평으로 머리 전체가 뒤로 밀리듯 세우는 것이다.

이러한 자세는 잠깐 동안은 가능하겠지만, 조금만 한눈을 팔면 어느새 앞으로 다시 떨어진 머리를 보게 된다. 이와 같은 정렬자세의 유지가 어려운 이유는 머리를 수평이동 시킴으로써, 목 뒤편 근육의 신장과 목을 거쳐 머리로 올라가는 혈관인 경동맥의 압박으로 인해 답답하고 뻐근한 느낌이 가중되기 때문에 쉽지 않다.

이러한 현상은 이미 목 뒤편 근육이 짧아지거나 목의 "C"자 모양의 만곡이 무너져서도 나타날 수밖에 없는 일이지만, 그래도 올바른 자세를 위해선 넘어야 할 산이다.

이를 극복하기 위한 방법으로 턱관절 이완을 들 수 있다. 이와 반대의 과정을 역으로 이용한다면 쉽게 이해될 수 있다. 즉, 어금니를 앙다물고 머리를 수평이동 시켜보면 알겠지만, 목 주변의 긴장이 평상시보다 과다해 머리의 수평 이동이 어렵고, 수평이동을 하였다 하더라도 유지하기 더 어려운 것을 알 수 있다. 이는 아래턱(하악골)이 뒤로 밀려 깊게 물림으로써 머리의 이동공간을 제한하여 그에 따라 목 주변의 압박이나 긴장을 높이기 때문이다.

대부분의 경우, 하악골이 깊게 물려있다. 즉, 위 · 아래 어금니(대구치)가 서로 맞닿게 되면, 앞쪽에 위치한 앞니가 서로 일치하지 않고 아랫니는 뒤로 밀려 있는 경우를 전문용어로 하악골이 뒤로 깊게 물려있는 상태(deep bite)라고 표현한다(그림 1).

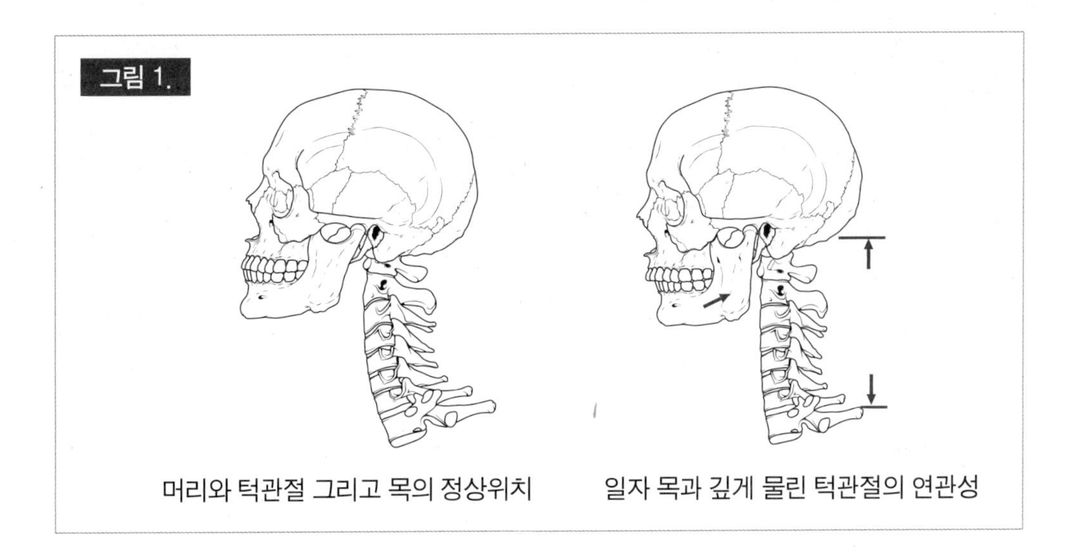

그림 1.

머리와 턱관절 그리고 목의 정상위치 　 일자 목과 깊게 물린 턱관절의 연관성

그래서 후두부의 압박을 없애고, 올바른 머리의 수평적 이동을 위한 공간을 확보하기 위해서는 하악골이라는 아래턱의 위치가 관건이 된다. 참고로, 스님들이 동안거 · 하안거(冬安居 · 夏安居)라는 수행과 정진을 할 때 참선 중 제일 먼저 하는 일이 혀(tongus)를 입천장에 대고 깊게 물린 턱관절의 긴장을 푸는 일이다(그림 2).

아래턱을 앞으로 이동시키기고 꽉 다문 턱관절을 이완시키는 손쉬운 방법으로는 혀를 입천장과 윗니의 치조부분(잇몸과 치아가 닿는 부분)에 가볍게 대는 것이다. 이렇게 하면, 자연스럽게 위 · 아래 어금니가 닿지 않게 되고 아래턱은 이완되면서 위아래 앞니가 서로 맞닿게 위치할 수 있다.

이렇게 뒤로 밀린 아래턱을 앞으로 빼내고 난 뒤 머리를 뒤쪽으로 수평이동하면 된다. 이동범위는 깊게 물렸던 정도만큼이나 그보다 적은 정도면 충분하다.

그림 2.

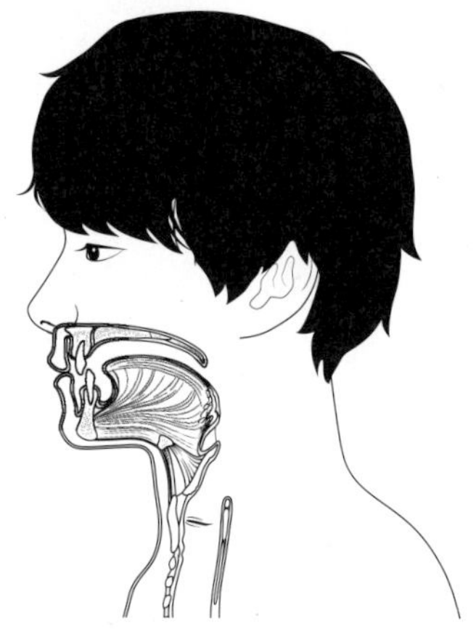

A. 머리의 위치와 아래턱 Ⅰ
깊게 물린 아래 턱 확인

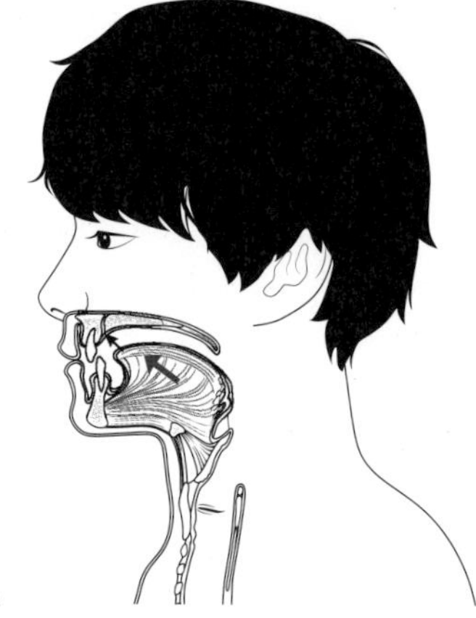

B. 머리의 위치와 아래턱 Ⅱ
혀를 입천장과 윗니의 치조 부분(잇몸과 치아가 닿는 부분)에 가볍게 댄다.

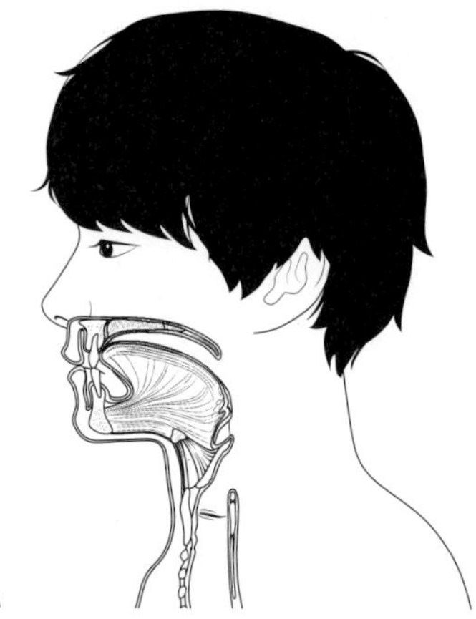

C. 머리의 위치와 아래턱 Ⅲ
윗니와 아랫니가 앞쪽에서 일치된 모습을 볼 수 있다.

Bae YS, Park YN. The Effect of Relaxation Exercises for the Masticator Muscles on Temporomandibular Joint Dysfunction (TMD), J Phys Ther Sci. 2013; 25(5): 583-586에서 인용.

목의 안정은 하악골의 이완으로부터 시작되고 머리의 위치도 정해지는 것이다.

* 후방 수평이동의 정도는 처음 어금니를 다물었을 때, 윗니와 아랫니의 간격만큼이나 그 이하의 거리 만큼의 이동이며, 이는 긴장했다는 느낌 정도면 충분하다.

## Tips

이와 같은 과정은 움츠러든 등을 자연스럽게 펴게 하는데도 도움을 준다. 앉아 있거나 서 있는 자세의 일차적 움직임이 머리에 있고, 그 첫 부하는 목에서 받는다. 그 아랫부분인 가슴부위는 지배적 안정을 위해 떠받치는 보상으로 움츠려들기 일쑤인데, 움직임의 시작점을 올바르게 함으로써 자연스럽게 굽었던 등도 펴지게 된다.

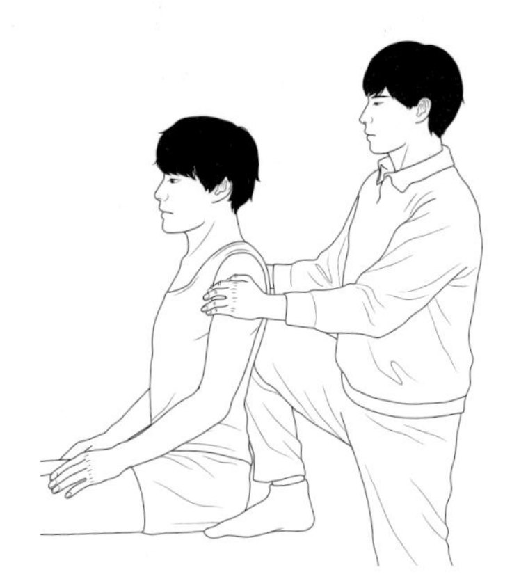

**가슴 펴기**

올바른 자세유지의 어려움은 그 움직임의 중간부위가 아닌 시작이나 끝점에서 찾아야 한다. 예를 들어, 가슴부위가 움츠려 있다면, 그 움직임은 중간이라 할 수 있다. 그렇기 때문에 가슴을 펴라고 하는 것이 아니라 머리의 위치를 바로 잡고 펼때 움추려든 가슴은 저절로 펴지게 된다.

## 3 몸이라는 집 가꾸기

몸이라는 집이 이렇게 완성되었다면, 골반바닥이 어디에 놓여 있느냐에 따라 아름다운 몸이라는 집은 흔들림 없이 가꿀 수 있게 된다.

두 다리에 집이 얹혀져있다. 집의 안정성을 보장하기 위해 두 다리는 당연히 튼실해야만 한다. 만일 모래와 같은 부실한 두 다리로 집을 떠받치고 있다고 상상해 보자. 홍수 한번 몰아치면 쓸려내려 갈 모래위에 집은 언제 무너질지 모를 일이다. 방바닥(골반바닥)은 쉽게 금이 가고 물이 세고 균열이 심해져 이내 기둥까지 뒤틀리는 위태로운 집을 떠안고 사는 격이다.

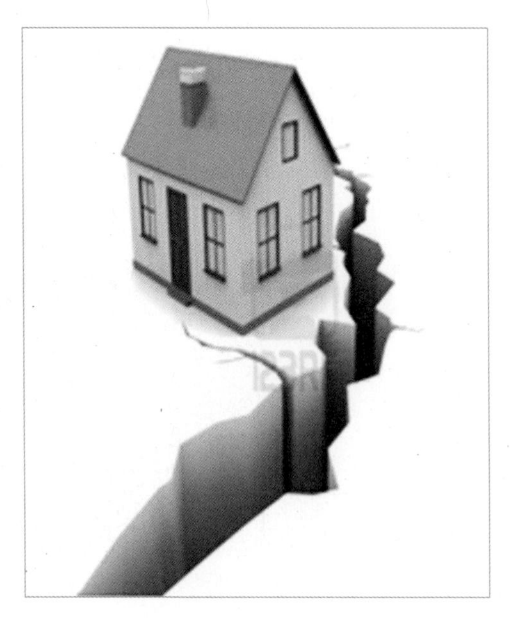

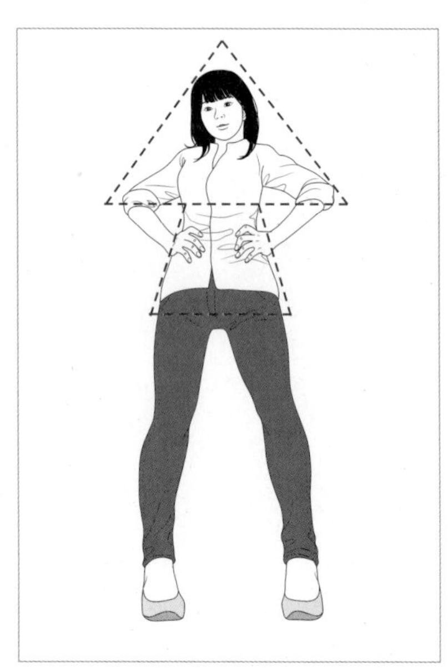

그래서 몸이라는 집을 가꾸고 유지하기 위해서는 집을 받치고 있는 튼실한 두 다리와 집의 안정을 위협하는 억지스런 두 다리의 운동 모두를 고려해야만 한다. 앞서 몸이라는 집짓기를 기초로 하여 몸이라는 집을 건강하니 유지하고 질환으로부터 나아지기 위한 팔다리의 고생스런 노력을 하기 바란다.

지금 이 순간부터 "손발이 어떻게 고생해야 몸이 낫는지."를 스스로 움직여 느끼길 바라며, 그와 같은 느낌은 능동적 운동이든, 수동적 치료든 간에 매 순간 '새로운 변화'가 있을 때 비로소 시작됨을 잊지 않길 바란다.

**모든 운동은 지붕 만들기**(머리의 위치와 아래 턱), **바닥과 기둥 만들기**(복부근육과 골반바닥근육 조이기) 후 시작하여야 한다.

# 어울리는 치료

치료란 진단이 내려지고 난 뒤 '완치' 든 '유지' 든 어떠한 것이라도 그 목적을 향하여 부단히 노력하는 과정이다. 그래서 치료는 진단과 동시에 하나의 구속을 만드는지도 모른다. 이는 온열치료를..., 전기치료를..., 운동치료를..., 어떻게 할까 고민하지 않아도 이미 진단의 테두리에서 치료가 정해진 대로 이루어지고 있다는 것과 같은 의미이기도 한다.

빠른 호전과 쾌유로 치료받는 사람과 치료하는 사람은 서로에게 흐뭇함을 전하기도 하지만 언제나 치료가 이처럼 성공적인 것만은 아니다.

모호한 안개속의 연속일 때도 있다.

그래서 덤덤하고 진척 없는 치료로 그저 그렇게 하루를 또 보내기도 한다. 어제와 오늘은 분명 같은 하루가 아니듯, 오늘은 어제와 다른 무언가를 치료받는 사람도, 또 그를 치료하는 사람도 낙담 어린 희망을 걸고 있지만 돌아오는 것이라곤 'so, so', '그저, 그렇다' 하며 보내는 날도 적지 않다.

그런 날들이 반복되면, 치료하는 사람의 의욕은 점점 바닥을 보이게 된다. 차라리 아픈 사람에겐 가혹한 말일 수 있지만, 치료받기 전보다 더 악화됐다는 식의 말이 치료하는 사람을 자극할 수 있을지도 모를 일이다.

이처럼 선명하지 못한 치료의 진행에서 치료하는 사람은 발을 동동 구르게 된다. 때론 만성 환자의 경우, 치료받는 사람의 잘못으로 책임을 묻기도 하지만, 이 같은 타협과 위안도 씁쓸한 뒤끝을 남길 뿐이다.

무엇이 치료하는 사람을 이토록 무료하게 만드는가?

치료가 잘못 되었다면, 어디서부터의 잘못인지, 하나의 진단 범주 안에서 수많은 치료법이 아직도 부족하단 것인지. 도무지 그 처음과 끝을 알 수가 없다.

어렴풋한 실마리로, 어느 순간 무릎만, 허리만 보이고 그것이 단지 환자 자신의 전체가 아닌 일부분이었다는 것을 깨닫지만 그것도 거기까지가 한계인 듯싶다. 그렇기에 어쩔 수 없이 마주치는 환자와 치료사의 관계는 경비아저씨의 의례적인 인사처럼 반사적으로 서로를 대하는 것인지도 모른다.

왜 일까?

사람이다.

하나의 범주에 가둬둘 수 없는 사람이라는 것을 잊은 것이다.

치료는 진단에 비하면 사람에게 더 가깝다. 진단은 편의상 보편성을 따라 하나의 묶음으로 정리한 부분적 단어의 조합이지만, 치료는 진단의 범주를 넘어 치료받는 사람만의 특수성을 인정하고 그에 어울리는 과정을 수행해야하기 때문에 더 전체적이고 사람다워야 한다.

그래서 치료하는 사람은 진단의 범주를 보다 더 확장하여 치료받는 사람의 '상대적 손상' 의 의미에 집중해야 한다.

아파서 걷지 못하는 사람에게 걸으라 할 수 없는 것처럼, 걸을 수 있는 사람을 눕혀 치료하려는 것은 치료하는 사람이 사람보다는 책에, 테크닉에 그리고 획일적 진단에 초점을 맞추었기 때문일 것이다.

이것은 환자에게 어울리지 않는 어색한 치료다.

사람에 가까운 치료는 환자자신에서 "능동의 자유" 를 이끌어내기 위한 과정이며, 또한 그 치료는 수단 이상의 의미를 가져서는 안 된다.

덧붙여, 동일 진단명에서 각 개인의 다양성을 인정하고 그에 걸 맞는 "어울리는 치료" 에 가까우려 노력할 때, 비로소 '이만하면 됐다.' 미소 지울 수 있는 것이 치료이다.

마지막으로 아픔으로 고통 받는 모든 이들은 치료의 한계를 깨달고 스스로 낫는 노력을 게을리 하지 말아야 한다. 어떠한 치료도 나를 낫게 할 수는 없다. 나았더라면, 그것은 당신자신으로부터 비롯되어 당신이 변한 것이고 당신 자신이 낫게 한 것임을 잊지 말아야 한다.